Mohamed Shehata

As Inovações Técnicas da Criopreservação de Esperma Humano

Mohamed Shehata

As Inovações Técnicas da Criopreservação de Esperma Humano

ScienciaScripts

Imprint

Cover image: www.ingimage.com

This book is a translation from the original published under ISBN 978-3-659-86323-3.

Publisher:
Sciencia Scripts
is a trademark of
Dodo Books Indian Ocean Ltd. and OmniScriptum S.R.L publishing group

120 High Road, East Finchley, London, N2 9ED, United Kingdom
Str. Armeneasca 28/1, office 1, Chisinau MD-2012, Republic of Moldova, Europe
Managing Directors: Ieva Konstantinova, Victoria Ursu
info@omniscriptum.com

Printed at: see last page
ISBN: 978-620-8-39039-6

Conteúdo

Introdução

A tecnologia de reprodução assistida (TRA) refere-se, em geral, à obtenção de uma gravidez por meios artificiais ou semi-artificiais. Esta tecnologia reprodutiva é aplicada para o tratamento da infertilidade. No entanto, os casais férteis podem beneficiar desta técnica para evitar a herança de doenças genéticas e/ou a transmissão de certas doenças transmissíveis, por exemplo, o VIH, quando a gravidez é desejada. As técnicas de TRA também podem ser utilizadas quando se deseja uma gravidez, enquanto os parceiros se encontram em locais diferentes ou quando existe um intervalo de tempo, por exemplo, após a morte do marido. Assim, a criobiologia e a criopreservação de espermatozóides são consideradas partes integrantes da prática da TARV.[1]

Reprodução não assistida

Refere-se à conceção natural, em que um homem ejacula o seu sémen, durante a relação sexual, na vagina da sua parceira, por volta da altura da ovulação. A ovulação desenvolve-se quando a glândula pituitária liberta a hormona folículo-estimulante (FSH), que estimula os folículos nos ovários a começarem a crescer. O folículo começa então a produzir estrogénio e a desenvolver o segundo ovócito.

Quando o oócito está suficientemente maduro, a hormona luteinizante (LH), produzida pela hipófise, leva à rutura do folículo, libertando (ovulação) o oócito.[2] Após a ovulação, o ovócito é recolhido pela trompa de Falópio. Os espermatozóides libertados na vagina têm de migrar através do muco cervical e do útero para encontrar e fertilizar o ovócito na trompa de Falópio.[2] (Figura 1)

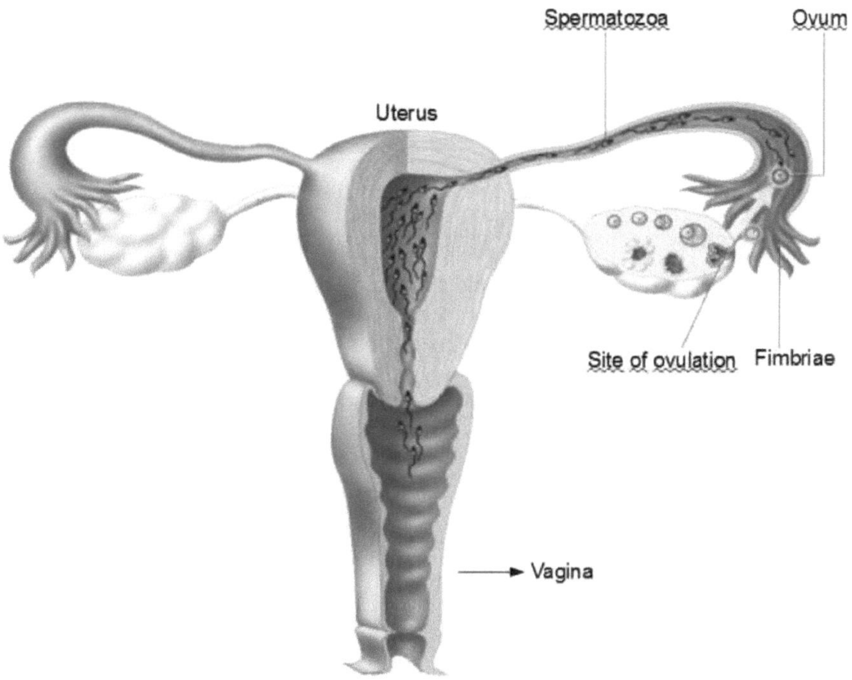

Figura 1; representação esquemática da migração do espermatozoide através do trato genital feminino para fertilizar o ovócito, mais frequentemente na trompa de Falópio. Ovário em vista cortada. gettyimages.com

Reprodução assistida

Refere-se à obtenção de uma gravidez por outros meios que não a via natural. Isto pode envolver a inseminação, que é a transferência assistida do sémen para o colo do útero ou para o útero da mulher, permitindo que o esperma migre e fertilize o oócito maduro. As tecnologias de ARV mais complexas envolvem as técnicas de fertilização in vitro, que, em princípio, envolvem a indução da ovulação, a recolha transvaginal de óvulos, a fertilização in vitro, a cultura de embriões e a transferência de embriões. A fertilização in vitro pode ser conseguida através da simples incubação in vitro do espermatozoide e do óvulo ou através da injeção intra-citoplasmática de espermatozóides (ICSI).[3] Em todas estas técnicas, a criopreservação desempenha um papel muito importante, em que os espermatozóides, os ovócitos e/ou os embriões podem ser congelados até ao momento da sua utilização.[3]

O esperma é a célula reprodutora do homem. No ser humano, o espermatozoide é haploide, possuindo 23 cromossomas, de forma a poder juntar-se aos 23 cromossomas do ovócito maduro, formando a célula diploide do embrião.[4] A função do espermatozoide requer um conjunto de caraterísticas únicas que determinam a qualidade do sémen e a capacidade do espermatozoide de migrar e fertilizar o ovócito. Como mostra a *Figura 2*, o espermatozoide humano é composto pelas seguintes partes:

<u>Cabeça</u>

É a parte principal do espermatozoide, que é quase composta pelo núcleo do espermatozoide, contendo o material genético do espermatozoide que entra no oócito durante a fertilização. O núcleo determina a forma da cabeça do espermatozoide e não contém núcleo. A cabeça do espermatozoide é limitada anteriormente pelo acrossoma, que contém enzimas essenciais para a penetração do ovócito durante a fertilização.[5]

<u>Pescoço</u>

Situa-se entre a cabeça e a peça média e contém os centríolos anterior e posterior que são importantes para o desenvolvimento subsequente do embrião após a fertilização.[6]

<u>Peça intermédia (corpo)</u>

Composto por um filamento axial que atravessa a cauda do espermatozoide. Este filamento é circundado por uma bainha mitocondrial, onde as mitocôndrias do espermatozoide estão dispostas em espiral e fornecem a energia necessária para os movimentos para frente e para trás dos componentes do citoesqueleto do filamento axial do espermatozoide.[6]

<u>Cauda</u>

Consiste no filamento axial, rodeado pela sua bainha.[6]

Após a ejaculação, o espermatozoide passa por um processo de maturação chamado capacitação, que ocorre geralmente dentro da vagina feminina, mas pode ser alcançado in vitro através do uso de certos meios capasitantes. A capasitação é um passo essencial que torna o espermatozoide capaz de fertilizar o oócito.[7]

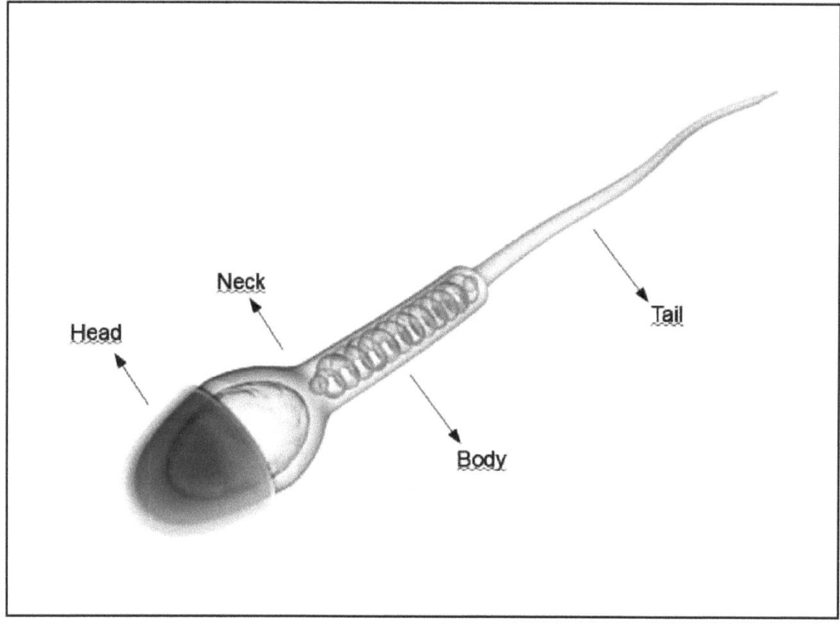

Figura 2; representação esquemática da estrutura do esperma humano. gettyimages.com

Com base nesta estrutura funcional especial, o esperma humano é relativamente sensível ao congelamento. Por isso, o sucesso da criopreservação de esperma humano depende da capacidade de manter um bom nível de caraterísticas funcionais nos espermatozóides pós-descongelamento.

Criopreservação

A criopreservação é o processo em que materiais biológicos, células e tecidos são preservados a temperaturas negativas para serem recuperados, através do aquecimento, num futuro próximo. A temperaturas tão baixas, as actividades enzimáticas que poderiam danificar a célula são interrompidas. O sucesso da criopreservação depende da utilização de determinados compostos que protegem as células e que, por isso, são designados por crioprotectores, bem como da taxa de arrefecimento.[8]

Referências

1. VanVoorhisBJ.Clinicalpractice.Invitrofertilization.NEnglJMed.2007; 356 (4): 379-86.

2. RichardE.JoneseKristinH.Lopez,HumanReproductiveBiology,Third Edition,Elsevier,2006,página238.

3. HansenM,BowerC,MilneE,deKlerkN,KurinczukJJ.Assistedreproductive technologiesandtheriskofbirthdefects-asystematicreview.HumReprod. 2005;20(2):328-38.

4. Gavriliouk D, AitkenRJ. Damageto Sperm DNA Mediated by Reactive Oxygen Species: ItsImpacton Human Reproductionand the Health Trajectory of Offspring. Advancesin Experimental Medicine and Biology.2015;868:23- 47.

5. Ward WS, Coffey DS. Empacotamento e organização do DNA em espermatozóides de mamíferos: comparação com células somáticas.Biol.Reprod.1991;44(4):569- 74.

6. Ishijima, Sumio; Oshio, Shigeru; Mohri, Hideo. Flagellarmovementofhuman spermatozoa. Gameteresearch.1986;13(3):185-197.

7. Visconti, PabloE.; Bailey, JaniceL.; Moore, GraceD.; Pan, Dieyun; Olds-Clarke, Patricia; e Kopf, Gregory S. Capacitationofmousespermatozoa: I. Correlação entre o estado de capacitação e a fosforilação da proteína tirosina. Development.1995:121,1129-1137

8. Vutyavanich T, Piromlertamorn W, NuntaS. Rapidfreezingversus slow programmable freezing of human spermatozoa. Fertil. Steril. 2010; 93(6): 1921-8.

Técnicas de criopreservação de espermatozóides

Para melhorar os resultados clínicos da criopreservação de espermatozóides, têm sido feitas muitas tentativas, com base na utilização de vários crioprotectores e na manipulação da taxa de arrefecimento e aquecimento.[1] Os crioprotectores são substâncias que podem proteger as células e os tecidos de danos durante a congelação.[2]

Os crioprotectores podem ser divididos em 2 categorias principais;

- Crioprotectores permeáveis que têm a capacidade de penetrar na membrana celular e, consequentemente, proteger contra a formação de gelo intracelular. A utilização de crioprotectores permeáveis está associada a uma toxicidade significativa e a um stress extra na célula durante a sua adição e remoção, antes da congelação e após a descongelação, respetivamente.[3]

- Crioprotectores não permeáveis que não conseguem penetrar na membrana celular e, consequentemente, protegem contra a formação de gelo extracelular.[4]

A criopreservação de espermatozóides pode ser conseguida através da taxa de congelação lenta (programável) ou da taxa de congelação ultra-rápida. As taxas rápidas de congelação não permitem que os crioprotectores permeáveis exerçam as suas acções protectoras, o que requer essencialmente uma taxa de arrefecimento lenta.[4] Entretanto, os crioprotectores não permeáveis estabilizam as células durante o congelamento ultrarrápido.[5] Por conseguinte, as técnicas de criopreservação de espermatozóides em prática são a "criopreservação com crioprotectores de permeação lenta" e a "criopreservação com crioprotectores de permeação ultra-rápida".[6] Uma vez que a criopreservação de espermatozóides humanos é considerada uma parte importante da prática de ARV e que a qualidade do resultado da ARV depende, em última análise, da qualidade dos espermatozóides recuperados, a comparação entre ambas as técnicas de criopreservação tornou-se um importante objetivo de investigação.[7]

Neste sentido, a motilidade espermática recebe os cuidados básicos porque esta variável é a primeira a ser afetada, muito indicativa da qualidade espermática, essencial para a migração espermática in-vivo e in-vitro, que é importante para a fertilização, e pode ser facilmente avaliada. A motilidade também é importante para a penetração da matriz extracelular que envolve o oócito.[8,9]

Ao longo de toda a experiência com a criopreservação de espermatozóides humanos, quer na investigação quer na prática clínica, a congelação e a descongelação têm sido associadas a um comprometimento significativo da motilidade dos espermatozóides. Os mecanismos subjacentes podem não ser totalmente compreendidos, no entanto, são incorporadas etiologias mecânicas, físicas e ou químicas.[10]

Lesão celular mecânica

Durante a congelação, a água da solução extracelular é transformada em gelo, resultando na libertação de solutos que aumentam a pressão osmótica extracelular. Como consequência, a água intracelular migra para o extracelular, levando a uma desidratação relativa e ao encolhimento da célula. Com um maior arrefecimento, pode formar-se gelo intracelular, conduzindo a efeitos mais graves.[11] Embora seja mais provável que esta sequência de eventos ocorra durante a congelação lenta, a utilização de crioprotectores permeáveis tem o potencial de interferir com a formação de gelo intracelular, para além de aumentar a pressão osmótica intracelular, prevenindo a desidratação celular.[11]

Por outro lado, a vitrificação ultra-rápida e não permeante minimiza as hipóteses de formação de gelo, interferindo com o efeito de solução. Além disso, a introdução e remoção de crioprotectores permeáveis pode, por si só, resultar em lesões mecânicas nas células.[12,13] Infelizmente, a lesão mecânica do esperma não se limita à fase de congelamento. O reaquecimento e descongelamento subsequentes das células podem deteriorar ainda mais a sua viabilidade através de um possível inchaço osmótico excessivo. [13-16]

Lesão celular físico-química

A criopreservação resulta em danos químicos e físicos extensos nas membranas celulares dos espermatozóides devido a alterações na transição da fase lipídica, ao aumento da peroxidação lipídica e ao aumento da produção de espécies reactivas de oxigénio (ROS),[17] que podem resultar na diminuição da motilidade dos espermatozóides.[18, 19]

Em geral, a motilidade dos espermatozóides, como qualquer outra motilidade celular, depende de um sistema citoesquelético intacto e de um fornecimento eficiente de energia (ATP). A cauda do espermatozoide, que auxilia sua motilidade progressiva para frente, tem 3 componentes principais:

- Um esqueleto central constituído por 11 microtúbulos coletivamente denominados axonemas, semelhante aos cílios em geral.
- Uma membrana celular fina que cobre o axonema
- Mitocôndrias dispostas em espiral à sua volta.[9]

Um movimento rítmico de deslizamento longitudinal entre os túbulos anterior e posterior do axonema resulta em movimentos para a frente e para trás. A mitocôndria fornece a energia ATP necessária para estes movimentos.[20] Os elementos do citoesqueleto são sensíveis às mudanças de temperatura. A formação de gelo durante o congelamento celular leva à despolimerização das fibras finas de actina e à fragmentação dos feixes mais espessos.[21, 22] Muitos estudos relataram a alteração significativa das protinas do citoesqueleto por congelação e descongelação, não só em espermatozóides de várias espécies, mas também noutros tipos de células, como as células estromais mesenquimais e as plaquetas. Além disso, as proteínas do citoesqueleto são essenciais, não só para a motilidade, mas também para a fertilização.[23, 24]

No entanto, foi registado um aumento dos sinais detectados das proteínas do citoesqueleto após a congelação e descongelação, enquanto os sinais de reticulação das proteínas da membrana diminuíram. A interpretação destes resultados pode indicar a tendência celular para uma maior aderência e uma menor migração.[25]

Por outro lado, é sabido que a respiração mitocondrial, que é responsável pela produção de ATP, é afetada pelo processo de criopreservação. Consequentemente, a motilidade é, por sua vez, afetada. A suplementação de espermatozóides com ATP externo foi capaz de proporcionar alguma melhoria da motilidade do esperma, embora a respiração mitocondrial, reflectida pelo potencial da membrana mitocondrial, tenha sido significativamente reduzida.[26 - 28]

O procedimento de criopreservação lenta aplica algumas tensões nos espermatozóides:

- As mudanças de temperatura
- As tensões osmóticas e tóxicas dos crioprotectores permeáveis
- A formação e dissolução de gelo no ambiente extracelular

Estas tensões têm impactos letais nos espermatozóides, que foram relatados como proporcionais à taxa de arrefecimento.[29] No entanto, as alterações dos lípidos da membrana, que ocorrem durante a congelação, também são letais para as células.[30,31] Os crioprotectores permeáveis são utilizados para contrariar o encolhimento excessivo das células e a formação de gelo intracelular durante a congelação. No entanto, a sua eficácia só pode ser alcançada com a utilização de uma taxa de arrefecimento lenta, o que por si só pode ser prejudicial.[15]

A utilização de uma taxa de arrefecimento rápida para diminuir as alterações letais dos lípidos da membrana, prejudica os efeitos protectores dos crioprotectores permeáveis. Consequentemente, espera-se que a vitrificação ultra-rápida sem crioprotectores permeáveis resulte numa melhor viabilidade dos espermatozóides e, assim, já se obtiveram resultados práticos favoráveis com espermatozóides humanos quando os crioprotectores permeáveis são excluídos, a taxa de arrefecimento é aumentada e são adicionados hidratos de carbono e proteínas ao meio de congelação, a fim de aumentar a sua viscosidade e contrariar a formação de grandes cristais de gelo intra e extracelulares.[32, 33] *Assim, a comparação experimental e clínica entre ambas as técnicas de criopreservação é essencial.*

Referências

1 . Isachenko E, Isachenko V, Sânchez R, Katkov II, Kreienberg R. Cryopreservation of spermatozoa: old routine and new perspective In Practice of Fertility Preservation. Donnez J, Kim SS, eds. Principles and Cambridge, UK:

Cambridge University Press: 2011a; 177-198.

2 . Imrat, P.; Suthanmapinanth, P.; Saikhun, K.; Mahasawangkul, S.; Sostaric, E.; Sombutputorn, P.; Jansittiwate, S.; Thongtip, N.; et al. Efeito da qualidade do sémen pré-congelado, do extensor e do crioprotector na qualidade pós-descongelamento do sémen de elefante asiático (Elephas maximus indicus). Cryobiology. 2013; 66 (1): 52-59.

3 . Karlsson, Jens O.M.; Szurek, Edyta A.; Higgins, Adam Z.; Lee, Sang R.; Eroglu, Ali. Otimização do carregamento de crioprotectores em oócitos murinos e humanos. Cryobiology. 2014; 68 (1): 18-28

4 . Isachenko E., P. Mallmann, G. Rahimi, J. Risopatron, M. Schulz, V. Isachenko e R. Sanchez. Vitrification Technique - New Possibilities for Male Gamete Low-Temperature Storage, Current Frontiers in Cryobiology, Prof. Igor Katkov (Ed.). 2012.

5 . Varisli O, Scott H, Agca C, Agca Y. Os efeitos das taxas de arrefecimento e do tipo de extensores de congelação na criosupervivência do esperma de rato. Cryobiology. 2013; pii: S0011-2240(13)00161-2.

6 . Organização Mundial de Saúde. Manual de laboratório da OMS para o exame e processamento de sémen humano. 5ª ed.. Imprensa da OMS. 2010.

7 . Valcarce DG, Cartón-Garcia F, Herraez MP, Robles V. Efeito da criopreservação nos RNAs mensageiros do esperma humano, cruciais para a fertilização e o desenvolvimento embrionário inicial. Cryobiology. 2013. Volume 67, Edição 1, Páginas 84-90.

8 . Holt WV. Estratégias alternativas para a preservação a longo prazo de espermatozóides. Reprod Fertil Dev. 1997; 9:309-319.

9 . Quill, A. T., Garbers, L. D. Ativação da Motilidade do Esperma e Quimioatracção. Em Daniel M. Hardy. Fertilization. Carlifornia: Academic press. 2002: p. 29.

10 Dziekońska A, Zasiadczyk L, Lecewicz M, Strzezek R, Koziorowska-Gilun M, Fraser L, Mogielnicka-Brzozowska M, Kordan W. Efeitos do armazenamento em

diferentes extensores de sémen na qualidade pré-congelamento e pós-descongelamento dos espermatozóides de javali.Pol J Vet Sci. 2015;18(4):733-40.

11 O'Connell M, McClure N, Lewis SEM. O efeito da criopreservação na morfologia do esperma, motilidade e função mitocondrial. Hum Reprod. 2002; 17:704-709.

12 Isachenko V, Maettner R, Petrunkina AM, Sterzik K, Mallmann P, Rahimi G, Sanchez R, Risopatron J, Hancke K, Damjanoski I, Kreienberg R, Isachenko E. Vitrificação sem crioprotecção de espermatozóides humanos em grandes volumes (até 0,5 ml): Nova tecnologia. Clin Lab. 2011D; 57:643-650.

13 Shi X, Wang T, Qiu ZL, Li K, Li L, Chan CP, Chan SM, Li TC e Quan S. Efeitos das tensões mecânicas na função do esperma e na taxa de fertilização em ratos. Syst Biol Reprod Med. 2016 Feb 18:1-8. [Epub ahead of print]

14 Watson PF. Desenvolvimentos e conceitos recentes na criopreservação de espermatozóides e na avaliação da sua função pós-descongelamento. Reprod Fertil Dev. 1995; 7:871-891.

15 Gao DY, Liu C, McGann LE, Watson PF, Kleinhans FW, Mazur P, Critser ES, Critser JK. Prevenção de lesões osmóticas em espermatozóides humanos durante a adição e remoção de glicerol. Hum Reprod. 1995; 10:1109-1122

16 Gao D, Mazur P, Critser J. 1997. Criobiologia fundamental dos espermatozóides de mamíferos. In: Karow AM, Critser JK (eds.), Reproductive Tissue Banking. London: Academic Press.1997.

17 Aitken RJ, Clarkson JS, Hargreave TB, Irvine DS, Wu FC. Análise da relação entre a função defeituosa dos espermatozóides e a geração de espécies reactivas de oxigénio em casos de oligospermia. J Androl. 1989 ; 10: 214-220.

18 Alvarez JG, e Storey BT. Evidence for increased lipid peroxidative damage and loss of superoxide dismutase activity as a mode of sublethal cryodamage to human sperm during cryopreservation. J Androl. 1992; 13:232-241.

19 O'Connell M, McClure N, Lewis SEM. O efeito da criopreservação na morfologia do esperma, motilidade e função mitocondrial. Hum Reprod. 2002;17:704-709.

20 Mortimer, D., Aitken, R. J., Mortimer, S. T., e Pacey, A. A. Relatório do workshop: Clinical CASA - the quest for consensus. Reprod. Fertil. 1995; Dev 7, 951-959.

21 Hall, S.M., Evans, J., Haworth, S.G. Influência da preservação a frio no citoesqueleto de células endoteliais arteriais pulmonares em cultura. Am. J. Respir. Cell Mol. Biol. 1993; 9, 106-114.

22 Saunders KM, Parks JE. Effects of cryopreservation procedures on the cytology and fertilization rate of in vitro-matured bovine oocytes. Biol Reprod. 1999; 61(1):178-87.

23 Raghavan Chinnadurai, Marco A. Garcia, Yumiko Sakurai, Wilbur A. Lam, Allan D. Kirk, Jacques Galipeau, Ian B. Copland. Actin Cytoskeletal Disruption following Cryopreservation Alters the Biodistribution of Human Mesenchymal Stromal Cells In Vivo. Relatórios de células estaminais. 2014; 3(1): 60-72.

24 Joanna Nynca, Georg J. Arnold, Thomas Frohlich, Andrzej Ciereszko. Alterações induzidas pela criopreservação na composição proteica do sémen de truta arco-íris. Proteomics. 2015;15(15): 2643-2654

25 Felipe-Pérez YE1, Valencia J, Juàrez-Mosqueda Mde L, Pescador N, Roa- Espitia AL, Hernandez-Gonzâlez EO. As proteínas citoesqueléticas F-actina e β-distrobrevina são alteradas pelo processo de criopreservação em esperma de touro. Cryobiology. 2012 Apr;64(2):103-9. doi: 10.1016/j.cryobiol.2011.12.004. Epub 2011 Dec 26.

26 Kim Suhee, Cansu Agca, Yuksel Agca. Alterações na função dos espermatozóides de rato após os processos de arrefecimento, criopreservação e centrifugação. Cryobiology. 2012; 65(3): 215-223.

27 Yamashiro H1, Toyomizu M, Kikusato M, Toyama N, Sugimura S, Hoshino Y, Abe H, Moisyadi S, Sato E. Lactato e trifosfato de adenosina no extensor aumentam a criossupervivência do esperma epididimal de rato. J Am Assoc Lab Anim Sci. 2010 Mar;49(2):160-6.

28 Kim S, Hooper S, Agca C, Agca Y. A suplementação de ATP pós-

descongelamento aumenta o efeito crioprotector do iodixanol nos espermatozóides de rato. Reprod Biol Endocrinol. 2016;14(1):5.

29 Watson PF. As causas da redução da fertilidade com sémen criopreservado. Animal Reproduction Science. 2000; 60-61, 481-492.

30 Pettitt MJ, Buhr MM. Os componentes do extensor e os surfactantes afectam a função do esperma de javali e o comportamento da membrana durante a criopreservação. J Androl. 1998; 19(6): 736-46.

31 Ahmad M, Nasrullah R, Riaz H, Sattar A, Ahmad N. Alterações na motilidade, morfologia, membrana plasmática e integridade do acrossoma durante as fases de criopreservação do esperma de pato. J S Afr Vet Assoc. 2014;85(1):972.

32 Isachenko, E., Isachenko, V., Katkov, I.I., Rahimi, G., Schondorf, T., Mallmann, P., Dessole, S., Nawroth, F. DNA integrity and motility of human spermatozoa after standard slow freezing versus cryoprotectant-free vitrification. Hum. Reprod. 2004a;19: 932-939.

33 Isachenko, V., Isachenko, E., Katkov, I.I., Montag, M., Dessole, S., Nawroth, F., van der Ven, H. Criopreservação sem crioprotectores de espermatozóides humanos por vitrificação e congelação em vapor: efeito na motilidade, integridade do ADN e capacidade de fertilização. Biol. Reprod. 2004b; 71: 1167-1173.

Estado da arte da criopreservação de esperma

A criopreservação de espermatozóides foi introduzida há várias décadas e, atualmente, existe uma série de técnicas que podem ser utilizadas para atingir este objetivo, a fim de:

- Restaurar a fertilidade de doentes com cancro após quimioterapia e/ou radioterapia
- Fornecer o esperma aquando da recolha de oócitos em procedimentos de tecnologia de reprodução assistida (ART)
- Evitar procedimentos repetitivos de extração de esperma em doentes com azoospermia obstrutiva.

Técnicas convencionais de criopreservação:

(depende da adição de crioprotectores permeáveis)

O armazenamento manual de espermatozóides em azoto líquido é considerado a técnica de criopreservação de espermatozóides mais amplamente aplicável, em que são adicionados crioprotectores permeáveis à amostra de sémen processada, com o objetivo de prevenir a formação de gelo intracelular.[1] Inicialmente, o glicerol e a gema de ovo constituíam os crioprotectores básicos para a criopreservação de esperma, uma vez que têm a capacidade de proteger as membranas das células espermáticas e de contrariar o stress osmótico no interior das células.[2] No entanto, o glicerol não é seguro para o acrossoma e para as mitocôndrias, o que o torna tóxico.[1]

Uma vez que o plasma seminal é considerado o "meio de incubação" natural para os espermatozóides, que contêm nutrientes e antioxidantes, foi relatada uma melhoria da qualidade do esperma pós-descongelamento e uma diminuição dos danos no ADN, quando o plasma seminal foi incluído durante a criopreservação.[3]

Durante a congelação lenta, a amostra é gradualmente arrefecida da temperatura ambiente para 5 °C a uma taxa de 1 °C/min, que depois desce para -80 °C a uma taxa de 10 °C/minuto. Posteriormente, a amostra é armazenada em azoto líquido a -196 °C.[4]

Nesta técnica, o arrefecimento deve ser cuidadosamente controlado, uma vez que uma taxa de arrefecimento demasiado lenta provoca a desidratação e o encolhimento celular, enquanto uma taxa de arrefecimento demasiado rápida provoca a formação de gelo intracelular.[5]

Num outro protocolo de congelação convencional, mas rápido, a amostra é diretamente exposta aos vapores de azoto (que tem -80 °C).[6] O sémen processado é misturado com o meio de congelação, que contém os crioprotectores permeáveis. A suspensão de esperma é então carregada em palhinhas de criopreservação específicas que são diretamente expostas ao vapor de azoto durante cerca de 15 minutos antes de serem mergulhadas e armazenadas em azoto líquido. A exposição ao vapor de azoto proporciona um gradiente térmico que depende da distância entre as palhetas e a superfície do azoto e do volume de azoto líquido utilizado. No entanto, continua a ser difícil controlar as taxas de arrefecimento com este protocolo, o problema que pode afetar a qualidade dos espermatozóides pós-descongelamento e, consequentemente, inspirou a próxima modificação do protocolo, em que pode ser utilizado um congelador automático programável. Neste protocolo, as amostras são colocadas no congelador automático e é selecionado e aplicado um programa de congelação. No entanto, esta técnica é mais adequada quando se pretende conservar grandes amostras.[7]

Efeitos da criopreservação

A criopreservação de espermatozóides está normalmente associada a uma redução significativa da motilidade, viabilidade, integridade da membrana e do ADN dos espermatozóides, que são mais significativas e aparentes em amostras com má qualidade inicial.[8, 9]

Como já foi referido, a motilidade dos espermatozóides é o parâmetro mais afetado,[10,11] uma vez que é influenciada pelo dano mitocondrial e pela afetação física dos espermatozóides. A lesão das membranas mitocondriais dificulta o processo de produção de energia, diminuindo a disponibilidade de ATP. Além disso, a criopreservação pode danificar o sistema citoesquelético da cauda do espermatozoide.[12]

O DNA do espermatozoide é muito sensível ao congelamento e descongelamento e vários estudos relataram a fragmentação do DNA do espermatozoide pós-descongelamento, embora o grau de dano seja diferente entre as amostras, denotando que a qualidade da amostra antes da criopreservação desempenha um papel importante. Como o principal objetivo da criopreservação de esperma é o uso de espermatozóides pós-descongelamento para fertilização, a qualidade do DNA pós-descongelamento deve ser considerada o parâmetro mais importante.[13, 14, 15] No entanto, os danos no ADN dos espermatozóides podem refletir-se normalmente noutros parâmetros, como a motilidade e o aspeto físico.[16]

Técnicas de seleção de espermatozóides

As técnicas de seleção de espermatozóides são geralmente aplicadas antes da criopreservação para selecionar os espermatozóides de melhor qualidade disponível. As técnicas de swim-up e de gradiente de densidade são as mais frequentemente aplicadas, no entanto, foram recentemente introduzidas a triagem celular assistida por magnetismo (MACS), o potencial zeta,[17] e a eletroforese[18] .

<u>Centrifugação por Swim-up e por gradiente de densidade</u>

A técnica de swim-up depende da motilidade dos espermatozóides, onde uma quantidade adequada de meio é colocada no topo de uma amostra de sémen lavado. Enquanto incubados durante cerca de uma hora num ângulo de 45 graus, os espermatozóides altamente móveis nadam para a parte superior (ver abaixo mais pormenores técnicos). Na técnica de centrifugação por gradiente de densidade, a separação dos espermatozóides depende da densidade, motilidade e morfologia dos espermatozóides.[19]

A motilidade progressiva do esperma pós-descongelamento foi significativamente maior quando o gradiente de densidade ou swim-up foi aplicado antes da criopreservação. Isto é obviamente lógico, porque neste caso a criopreservação não é aplicada em todo o conteúdo de esperma seminal, que inclui espermatozóides de qualidades variáveis, mas nos melhores espermatozóides disponíveis selecionados pelo processamento de pré-criopreservação. No entanto, a aplicação destas técnicas está associada a uma incubação de pré-arrefecimento mais longa e a mais centrifugação e processamento, o que resulta em mais danos no ADN.[10. 20]

É importante mencionar que a avaliação experimental dos parâmetros do esperma preparado por qualquer uma das duas técnicas não produziu uma diferença significativa.[10, 20] No entanto, um estudo relatou que a técnica de preparação de gradiente de densidade está associada a uma melhor sobrevivência e motilidade dos espermatozóides criopreservados quatro horas após o descongelamento.[21] Por outro lado, a preparação swim- up foi associada a uma maior proporção de espermatozóides com acrossomas intactos após a criopreservação.[22]

Triagem de células activadas por meios magnéticos

A ideia desta técnica baseia-se na fosfatidilserina, que é um componente fosfolípido do folheto interno da membrana plasmática e que se desloca para a superfície externa após uma lesão da membrana, fornecendo um marcador para a apoptose celular.[23, 24]

A anexina-V é um composto com elevada afinidade para a fosfatidilserina e não é capaz de penetrar na membrana intacta do espermatozoide. Quando a membrana celular é danificada, a fosfatidilserina está presente na superfície externa, onde se liga à anexina-V.[25]

Através da utilização da Anexina-V, conjugada com microesferas coloidais super-paramagnéticas, as células podem ser separadas, enquanto passam por um campo magnético. Os espermatozóides marcados magneticamente (com membranas celulares danificadas) ficarão presos, enquanto as células não magnéticas passarão.[26, 27] A eficácia desta técnica para a seleção de espermatozóides de alta qualidade foi relatada em vários estudos.[28, 29]

Potencial zeta

O potencial zeta refere-se ao potencial elétrico negativo entre a superfície da membrana do espermatozoide e o meio extracelular, que resulta das proteínas de carga negativa na membrana da célula espermática,[30] e diminui nos espermatozóides com ADN danificado.[17]

Nesta técnica, os espermatozóides carregados negativamente são imobilizados numa placa carregada positivamente. Embora este método permita a seleção de espermatozóides intactos, a sua aplicação antes da criopreservação não é recomendada, uma vez que a concentração de espermatozóides recuperados após o descongelamento foi de 8-10% da concentração inicial.[31]

Eletroforese

Foi relatado como um novo método de seleção, no entanto, não foi tido em grande consideração porque a taxa de recuperação de esperma após eletroforese em amostras criopreservadas foi de 27%.[32]

Vitrificação

Nesta técnica, os espermatozóides são congelados a uma velocidade ultra-rápida (por imersão direta em azoto líquido), onde a suspensão de espermatozóides se transforma numa solidificação semelhante à do vidro, evitando a formação de cristais de gelo. A vitrificação é recentemente aplicada para a preservação de oócitos e embriões.[33]

Como os espermatozóides são células frágeis que não suportam tensões osmóticas, e como o uso de altas doses de crioprotectores permeáveis é tóxico para o esperma e causa danos no ADN,[34,35] a técnica de vitrificação de esperma começou com o uso de concentrações muito baixas de crioprotectores, juntamente com altas taxas de arrefecimento alcançadas através do mergulho direto das amostras em azoto líquido e o uso de volumes de amostra muito pequenos, a fim de aumentar a área de superfície de troca de calor.[36] A melhoria contínua da técnica de vitrificação de esperma tem sido registada com resultados encorajadores.[16,37,38]

Muitos estudos foram relatados para avaliar e melhorar a prática da vitrificação de espermatozóides. Além disso, foram publicados relatos de casos de resultados clínicos bem-sucedidos e saudáveis de ICSI e IUI usando espermatozóides vitrificados.[38,39]

Liofilização

A liofilização é uma técnica em que todas as moléculas de água da amostra de sémen são removidas através do arrefecimento da amostra abaixo do ponto triplo da água (temperatura à qual coexistem os estados sólido, líquido e gasoso de uma substância) sob pressão reduzida. Este método destrói a viabilidade celular do esperma, com 0% de viabilidade e motilidade recuperadas, no entanto, este método é de grande importância para preservar o material genético do esperma com danos mínimos.[40] Consequentemente, esta técnica de criopreservação tem o potencial de ser usada para ICSI.[41] Uma grande vantagem deste método é o facto de a amostra liofilizada poder ser armazenada a 4 °C e transportada à temperatura ambiente.[42]

Referências

1 . Di Santo, M., Tarozzi, N., Nadalini, M., e Borini, A. Criopreservação de Esperma Humano: Atualização sobre Técnicas, Efeito sobre a Integridade do DNA e Implicações para ART. Adv Urol; 2012: 854837.

2 . Anger, J.T., Gilbert, B.R., e Goldstein, M. Cryopreservation of sperm: indications, methods and results. J Urol; 2003: 170:1079-84.

3 . Lewis, S.E., Sterling, E.S., Young, I.S., e Thompson, W. Comparação de antioxidantes individuais de esperma e plasma seminal em homens férteis e inférteis. Fertil Steril; 1997: 67:142-7.

4 . Thachil J.V. e Jewett M.A. Técnicas de preservação do sémen humano. Fertil Steril; 1981: 35:546-8.

5 . Said, T.M., Gaglani, A., e Agarwal, A. Implicação da apoptose na crioinjúria do esperma. Reprod Biomed Online; 2010: 21:456-62.

6 . Sherman, J.K. Cryopreservation of human semen (Criopreservação de sémen humano). In: Handbookvof the Laboratory Diagnosis and Treatment of Infertility. Keel B. e Webster B. W., eds. Boca Raton, Flórida, EUA: CRC Press;1990: pp. 229-59.

7 . Holt, W.V. Basic aspects of frozen storage of semen. Anim Reprod Sci. 2000; 62:3-22.

8 . Hammadeh, M.E., Askari, A.S., Georg, T., Rosenbaum, P., e Schmidt, W. Effect of freeze-thawing procedure on chromatin stability, morphological alteration and membrane integrity of human spermatozoa in fertile and subfertile men. Int J Androl.

1999; 22:155-62.

9 . McLaughlin, E.A., Ford, W.C., and Hull, M.G. Motility characteristics and membrane integrity of cryopreserved human spermatozoa. J Reprod Fertil. 1992; 95:527-34.

10 Donnelly, E.T., McClure, N., and Lewis, S.E.M. Cryopreservation of human semen and prepared sperm: effects on motility parameters and DNA integrity.

Fertil Steril. 2001a; 76:892-900.

11 Gandini, L., Lombardo, F., Lenzi, A., Spano, M., e Dondero, F. Cryopreservation and sperm DNA integrity. Cell Tissue Bank. 2006; 7:91-8.

12 O'Connell, M., McClure, N., and Lewis, S.E. The effects of cryopreservation on sperm morphology, motility and mitochondrial function. Hum Reprod. 2002; 17:704-9.

13 Boissonneault, G. Chromatin remodeling during spermiogenesis: a possible role for the transition proteins in DNA strand break repair. FEBS Lett. 2002; 514:111-14.

14 Gandini, L., Lombardo, F., Lenzi, A., Spano, M., e Dondero, F.Cryopreservation and sperm DNA integrity. Cell Tissue Bank. 2006; 7:91-8.

15 Gosalvez, J., Nunez, R., Fernandez, J.L., Lopez-Fernandez, C., e Caballero, P. Dinâmica dos danos no DNA do esperma em ejaculados frescos versus descongelados e processados por gradiente em dadores humanos. Andrologia. 2001; 43:373-7.

16 Vutyavanich, T., Piromlertamorn, W., e Nunta, S. Congelação rápida versus congelação lenta programável de espermatozóides humanos. Fertil Steril. 2010; 93:1921-8.

17 Chan, P.J., Jacobson, J.D., Corselli, J.U., e Patton, W.C. Um método zeta simples para a seleção de espermatozóides com base na carga da membrana. Fertil Steril. 2006; 85:481-6.

18 Ainsworth, C., Nixon, B., e Aitken, R.J. Desenvolvimento de um novo sistema electroforético para o isolamento de espermatozóides humanos. Hum Reprod. 2005;

20:2261-70.

19 Sakkas, D., Manicardi, G.C., Tomlinson, M., Mandrioli, M., Bizzaro, D., Bianchi, P.G., et al. A utilização de duas técnicas de centrifugação com gradiente de densidade e o método de swim-up para separar espermatozóides com anomalias na cromatina e no ADN nuclear. Hum Reprod. 2000; 15:1112-16.

20 Donnelly, E.T., Steele, E.K., McClure, N., and Lewis, S.E. Assessment of DNA integrity and morphology of ejaculated spermatozoa from fertile and infertile men before and after cryopreservation. Hum Reprod. 2001B; 16:1191-9.

21 Allamaneni, S.S., Agarwal, A., Rama, S., Ranganathan, P., e Sharma, R.K. Estudo comparativo de gradientes de densidade e técnicas de preparação de swim-up utilizando espermatozóides puros e criopreservados. Asian J Androl. 2005; 7:86-92.

22 . Esteves, S.C., Sharma, R.K., Thomas Jr A.J., e Agarwal, A. Melhoria das caraterísticas de movimento e estado do acrossoma em espermatozóides humanos criopreservados através do processamento swim-up antes da congelação. Hum Reprod. 2000; 15:2173-9.

23 Vermes, I., Haanen, C., Steffens-Nakken, H., e Reutelingsperger, C. Um novo ensaio para a apoptose. Deteção citométrica de fluxo da expressão de fosfatidilserina em células apoptóticas precoces utilizando Anexina V marcada com fluoresceína. J Immunol Methods. 1995; 184:39-51.

24 Martin, S.J., Reutelingsperger, C.P., McGahon, A.J., Rader, J.A., van Schie, R.C., LaFace, D.M., et al. Early redistribution of plasma membrane phosphatidylserine is a general feature of apoptosis regardless of the initiating stimulus: inhibition by overexpression of Bcl-2 and Abl. J Exp Med. 1995; 182:1545-56.

25 Glander, H.J., Schiller, J., Suss, R., Paasch, U., Grunewald, S., e Arnhold, J. A deterioração da membrana plasmática dos espermatozóides está associada a um aumento das lisofosfatidilcolinas dos espermatozóides. Andrologia. 2002; 34:360-6.

26 Miltenyi, S., Muller, W., Weichel, W., e Radbruch, A. High gradient magnetic cell separation with MACS. Cytometry. 1990; 11:231-8.

27 von Schonfeldt, V., Krishnamurthy, H., Foppiani, L., e Schlatt, S. Magnetic cell sorting is a fast and effective method of enriching viable spermatogonia from Djungarian hamster, mouse, and marmoset monkey testicles. Biol Reprod. 1999; 61:582-9.

28 Said, T.M., Gaglani, A., e Agarwal, A. Implicação da apoptose na crioinjúria do esperma. Reprod Biomed Online. 2010; 21:456-62.

29 . Grunewald, S., Paasch, U., Said, T.M., Rasch, M., Agarwal, A., and Glander, H.J. Magnetic-activated cell sorting before cryopreservation preserves mitochondrial integrity in human spermatozoa. Cell Tissue Bank. 2006; 7:99104.

30 . Ishijima, S.A., Okuno, M., e Mohri, H. Potencial zeta de espermatozóides humanos portadores de X e Y. Int J Androl. 1991; 14:340-7.

31 Kam, T.L., Jacobson, J.D., Patton, W.C., Corselli, J.U., e Chan, P.J. Retenção de atributos de carga de membrana por espermatozóides criopreservados-descongelados e seleção zeta. J Assist Reprod Genet. 2007; 24:429-34.

32 . Ainsworth, C., Nixon, B., Jansen, R.P., e Aitken, R.J. Primeira gravidez registada e parto normal após ICSI utilizando espermatozóides isolados electroforeticamente. Hum Reprod. 2007; 22:197-200.

33 . Kuleshova, L.L. and Lopata, A. Vitrification can be more favorable than slow cooling. Fertil Steril. 2002; 78:449-54.

34 Fraga, C.G., Motchnik, P.A., Shigenaga, M.K., Helbock, H.J., Jacob, R.A., e Ames, B.N. Ascorbic acid protects against endogenous oxidative DNA damage in human sperm. Proc Natl Acad Sci USA. 1991; 88:11003-6.

35 . Gilmore, J.A., Liu, J., Gao, D.Y., e Critser, J.K. Determinação de crioprotectores óptimos e procedimentos para a sua adição e remoção de espermatozóides humanos. Hum Reprod. 1997; 12:112-18.

36 . Nawroth, F., Isachenko, V., Dessole, S., Rahimi, G., Farina, M., Vargiu, N., et al. Vitrificação de espermatozóides humanos sem crioprotectores. Cryo Letters. 2002; 23:93-102.

37 Isachenko, V., Maettner, R., Petrunkina, A.M., Mallmann, P., Rahimi, G., Sterzik, K., et al. Vitrificação sem crioprotectores de espermatozóides humanos em grandes volumes (até 0,5 mL): uma nova tecnologia. Clin Lab. 2011; 57:643-50.

38 Isachenko, V., Maettner, R., Petrunkina, A.M., Sterzik, K., Mallmann, P., Rahimi, G., et al. Vitrificação de espermatozóides humanos ICSI/IVF sem crioprotectores: Nova Tecnologia Capilar. J Androl. 2012; 33:462-8.

39 Sa'nchez, R., Risopatro'n, J., Schulz, M., Villegas, J.V., Isachenko, V., e Isachenko, E. Vitrified sperm banks: a nova técnica asséptica para espermatozóides humanos permite a criopreservação a #86 #C. Andrologia. 2012B; 44:433-5.

40 . Gianaroli, L., Magli, M.C., Stanghellini, I., Crippa, A., Crivello, A.M., Pescatori, E.S., et al. DNA integrity is maintained after freezedrying of human spermatozoa. Fertil Steril. 2012; 97:1067-1073.

41 Stecher, A., Bach, M., Neyer, A., Vanderzwalmen, P., Zintz, M., e Zech, N.H. Relato de caso: nascimento vivo após ICSI com esperma testicular congelado-descongelado não vital e ativação de oócitos com ionóforo de cálcio. J Assist Reprod Genet. 2011; 28:411-14.

42 Unger, U., Poelsler, G., Modrof, J., and Kreil, T.R. Virus inactivation during the freeze-drying processes as used for the manufacture of plasma-derived medicinal products. Transfusion. 2009; 49:1924-30.

Comparação experimental

congelação lenta convencional versus vitrificação de esperma humano

; metodologia

Este estudo foi aprovado pelo comité de ética da Universidade de Colónia, onde os produtos químicos utilizados foram obtidos da Molecular Probes Inc. (Molecular Probes Inc., OR, EUA) e financiados pelo hospital feminino da clínica universitária.

As amostras de sémen utilizadas foram obtidas após consentimento informado de 33 indivíduos do sexo masculino entre 25 e 40 anos de idade, tendo as amostras sido recolhidas por masturbação após, pelo menos, 48 horas de abstinência sexual. Os dadores eram parceiros de doentes com infertilidade ou voluntários.

A análise do sémen foi efectuada de acordo com as diretrizes publicadas pela Organização Mundial de Saúde, onde as amostras foram classificadas de acordo com os seguintes limites inferiores de referência: 15 milhões de espermatozóides / ml, 32% de motilidade progressiva e um mínimo de 4% de espermatozóides morfologicamente normais.[1]

Técnica de preparação de espermatozóides por dupla centrifugação

As amostras de sémen são diluídas 1:2 com meio de lavagem de esperma de Quinn (Sage Media, Trumbull, CT, EUA) pré-aquecido (37 C°) e transferidas para um tubo de centrifugação cónico (Becton Dickinson, NJ, EUA), sendo depois centrifugadas a 300 g durante 10 minutos. O sobrenadante é cuidadosamente removido e descartado. O pellet de espermatozóides é ressuspenso em 1 ml do mesmo meio por pipetagem suave e centrifugado novamente durante 10 minutos a 300 g. Depois de remover e descartar o sobrenadante, o pellet é ressuspenso em volumes variáveis de meio de Fluido Tubário Humano (HTM) (Irvin Scientific, Barcelona, Espanha) suplementado com 1% de substituto de soro sintético (SSS, Irvine Scientific, Barcelona, Espanha), por pipetagem suave, para atingir a concentração final de espermatozóides desejada (15×10^6 / ml).

Técnica de preparação de espermatozóides Swim- up

A amostra de sémen é diluída 1:2 com meio de lavagem de esperma de Quinn (Sage Media, Trumbull, CT, EUA) previamente aquecido (37 C°) e transferida para um tubo de centrifugação cónico (Becton Dickinson, NJ, EUA) e centrifugada a 300 g durante 10 minutos. O sobrenadante é cuidadosamente removido e descartado. O pellet de esperma é ressuspenso em 1 ml do mesmo meio por pipetagem suave, seguida de centrifugação novamente durante 10 minutos a 300 g. Depois de remover e descartar o sobrenadante, 1 ml de HTM pré-aquecido (37 C°) + 1% SSS é colocado suavemente sobre o pellet, sem o perturbar, seguido de incubação durante 60 minutos, a 37 C° e atmosfera de 6% de CO2, em posição oblíqua (45°). Após a incubação, o tubo é manuseado suavemente e colocado de novo na posição vertical, sendo retirado o máximo de 500 µl de meio para um tubo eppendorf esterilizado, onde estão presentes os espermatozóides altamente móveis.[1] A concentração e a motilidade foram reexaminadas ao microscópio.

Congelação lenta

Os espermatozóides são diluídos 1:2 num meio comercial de congelação de esperma crioprotector pré-aquecido (37 C°) (Irvin Scientific, Barcelona, Espanha). A mistura é equilibrada durante 10 minutos à temperatura ambiente e carregada em palhetas de inseminação padrão de 0,25 ml (Medical Technology GmbH). As palhetas são fechadas hermeticamente e depois expostas horizontalmente a vapores de azoto líquido (8 cm sobre a superfície) durante 30 minutos. Em seguida, as palhetas são mergulhadas em azoto líquido e armazenadas durante pelo menos 24 horas.

Para o aquecimento, as palhetas foram retiradas do azoto líquido e colocadas num banho de água a 37 C°, balançando suavemente até à fusão completa.[2] Antes do processamento subsequente, deve ser efectuada uma lavagem adequada (diluição com meio de lavagem de esperma de Quinn a 37 C° pré-aquecido e centrifugação durante 5 minutos a 300 g) para eliminar o meio crioprotector.

"Técnica de vitrificação "palha na palha

Para a preparação da solução de vitrificação, o stock de sacarose 0,5 M (MP Biomedicals, Illkirch, França) é dissolvido em água bidestilada (Berlin-Chemie, Berlim, Alemanha), seguido de filtração através de um filtro de 0,22 µm (Millipore, Darmstadt, Alemanha). As alíquotas são armazenadas a **-20** C° até à sua utilização.

A solução de vitrificação é preparada ex-tempore, em que a sacarose 0,5 M é diluída 1:1 com meio HTM suplementado com 1% de SSS, para atingir a concentração final de sacarose 0,25 M. Antes da vitrificação, os espermatozóides são processados por técnicas de swim-up ou de dupla centrifugação e, em seguida, a parte destinada à vitrificação é centrifugada a 300 g durante 10 minutos, sendo depois descartado o sobrenadante. O pellet é ressuspenso no meio de vitrificação para atingir a concentração de 15 x 10^{6} espermatozóides / ml com incubação subsequente durante 5 minutos a 37 C° e 5% de CO_2.

O procedimento da técnica de vitrificação envolve uma palhinha de inseminação estéril de ½ 0,25 ml (MTG, Bruckberg, Alemanha), marcada de um lado, que é enchida com 100 µl da suspensão de esperma e colocada numa palhinha de plástico de 0,5 ml (MTG, Bruckberg, Alemanha), que é depois hermeticamente fechada de ambos os lados e mergulhada diretamente em azoto líquido. Todas as manipulações devem ser efectuadas estritamente na posição horizontal.

As palhetas são armazenadas durante, pelo menos, 24 horas antes do aquecimento das sondas, que é feito da seguinte forma: a extremidade da palheta de 0,5 ml é cortada em frente da palheta de inseminação de ½ 0,25 ml marcada, enquanto ainda está colocada em azoto líquido. A palhinha de 0,25 ml é retirada e inserida num tubo de plástico de 15 ml contendo 5 ml de meio, pré-aquecido a 42 C° e suplementado com 1% de SSS, seguido de um vórtice suave imediato e incubação a 37 C° e 5% de CO_2 durante 5 minutos. (Figura 1)

Em seguida, os tubos de 15 ml são centrifugados a 300 g durante 10 minutos. O sobrenadante é descartado e o pellet é ressuspendido em meio suplementado pré-aquecido (37 C°) para atingir a concentração desejada de espermatozóides.

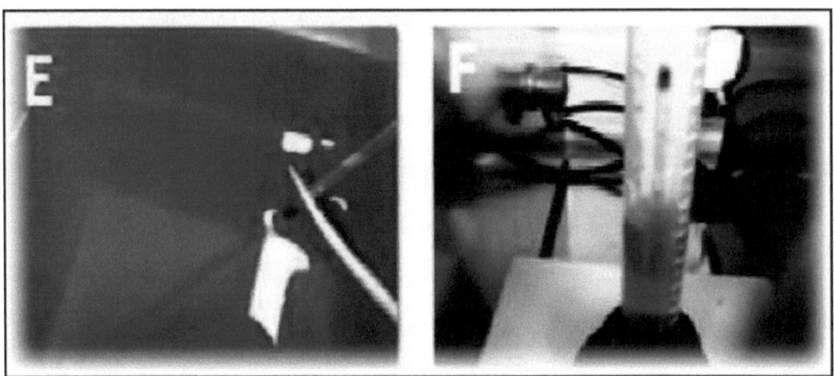

Figura 1. Ilustração esquemática da descongelação do esperma após a vitrificação "straw-in-straw". (E) A extremidade da palhinha de 0,5 ml é cortada à frente da extremidade marcada da palhinha de ½ 0,25 ml, enquanto ainda está colocada em azoto líquido. (F) A palhinha de ½ 0,25 ml é retirada e inserida num tubo de plástico de 15 ml contendo 5 ml de HTM + 1% SSS pré-aquecido (42° C), seguido de um vórtice suave imediato.

Avaliação da motilidade dos espermatozóides

A motilidade dos espermatozóides é avaliada imediatamente após a ejaculação e após cada uma das técnicas de preparação dos espermatozóides (dupla centrifugação, processamento de swim-up e aquecimento) usando a câmara de contagem de Makler (0,01sq.mm e 10µm de profundidade, Sefi- Medical Instruments Ltd., Haifa, Israel). A motilidade é estimada ao microscópio de luz (Ziess, Goettingen, Alemanha) com uma ampliação de 400 X. Apenas os espermatozóides com motilidade progressiva, categorias 'a' (progressão rápida e regular) e 'b' (progressão moderada, lenta ou lenta) de acordo com a Organização Mundial de Saúde,[1] são considerados na contagem. A percentagem de espermatozóides com motilidade progressiva (a + b) é determinada de acordo com a seguinte equação (espermatozóides com motilidade a + b/espermatozóides totais) x 100.

Citometria de fluxo

Para a análise citométrica de fluxo, o FACS Calibur (Becton Dickinson, NJ, EUA) é regulado para vários comprimentos de onda de excitação/emissão, de acordo com as instruções dos kits. São registados 10000 eventos para cada amostra, incluindo o controlo em branco. Os dados são analisados com o software Cell Quest TM (BD Biosciences, NJ, EUA) utilizando quadrantes e estados de regiões e são determinadas as percentagens de espermatozóides corados.

Teste de viabilidade dos espermatozóides

As amostras são processadas usando citometria de fluxo após SYBR-14 e coloração com Iodeto de Propídio (PI) usando o kit de viabilidade de espermatozóides mortos / vivos (Molecular Probes Inc., OR, EUA). A suspensão de espermatozóides é diluída para 1 x 10^6 / ml e cinco microlitros de SYBR-14 (diluição 1: 50) são adicionados a 1 ml de suspensão de espermatozóides (concentração final de 0,4 μM), seguido de incubação por 10 - 15 minutos a 37 C°. Cinco microlitros de PI são adicionados à mesma suspensão (concentração final de 0,5 μM), seguidos de incubação por 10 - 15 minutos a 37 C°. Os espermatozóides viáveis corados a verde com SYBR-14 são detectados no canal FL1, enquanto os espermatozóides mortos corados a vermelho com PI são detectados no canal FL2, com compensação ajustada manualmente.

Quando ligados ao ADN, os máximos de emissão de fluorescência do SYBR- 14 e do PI são de 516 nm e 617 nm, respetivamente. O SYBR- 14 é um composto permeável à membrana e não fluorescente, que é imediatamente desacilado e, por conseguinte, rapidamente convertido em compostos altamente fluorescentes por esterases intracelulares. Estes fluorocromos verdes são mantidos intracelulares por membranas intactas. Como as membranas plasmáticas se deterioram com a morte celular, as células perdem a sua capacidade de resistir ao influxo de PI vermelho fluorescente, que substitui ou extingue os fluorocromos verdes.

Potencial da membrana mitocondrial do esperma (MMP)

Os espermatozóides são corados com JC1 Mitochondrial Membrane Potential Sensor (Biotium, Hayward, CA, EUA) de acordo com as instruções do kit e processados usando citometria de fluxo. Um ml de suspensão de espermatozóides com uma concentração de 1 x 10^6 /ml é centrifugado a 400g durante 10 minutos. O sobrenadante é descartado e o pellet é ressuspendido em 0,5 ml de solução de coloração "1X MIT-

E" (preparada de acordo com as instruções do kit, em breve; o material liofilizado é dissolvido em 125µl de DMSO à temperatura ambiente) e incubado a 37 C° durante 15 minutos. Em seguida, procede-se à centrifugação a 400 g durante 10 minutos e o sedimento é ressuspendido em 1 ml de tampão de ensaio 1X (fornecido no kit sem informações suficientes sobre a sua composição), seguido de

centrifugação a 400g durante 10 minutos para lavagem. Este processo de lavagem é repetido mais 2 vezes antes de os espermatozóides serem ressuspensos em 1 ml de HTM + 1% SSS e analisados por FACS calibur.

Em células não danificadas com MMP elevada, JC1 forma espontaneamente complexos conhecidos como agregados J com fluorescência vermelha intensa. Enquanto que em células não saudáveis com MMP baixa, JC1 permanece na forma monomérica, que mostra apenas fluorescência verde. Tanto os agregados como os monómeros de JC1 apresentam fluorescência verde (pico de emissão a 527 nm), que é medida no canal FL1 (530 nm). No entanto, os agregados de JC1 apresentam um desvio espetral para o vermelho (pico de emissão a 590 nm), sendo medidos no canal FL2 (585 nm) e as células com função mitocondrial alterada permanecerão brilhantes no canal FL1, mas terão uma intensidade FL2 reduzida.

Análise estatística

Para a análise estatística, foi utilizada a folha de dados Excel (Microsoft Office 2007) para o cálculo da média e do desvio padrão (DP). A comparação entre diferentes grupos de resultados foi efectuada utilizando o programa Prism6Demo para determinar diferenças significativas e correlações entre a motilidade e a MMP, bem como entre a viabilidade e a MMP. Foi selecionado o teste T não emparelhado, uma vez que os dados apresentavam um gráfico de distribuição normal. Os valores de p inferiores a 0,05 são considerados significativos.

Referências

1. Organização Mundial de Saúde. WHO laboratory manual for the examination and processing of human semen. 5ª ed. Imprensa da OMS. 2010

2. Valcarce DG, Carton-Garcia F, Herraez MP, Robles V. 2013. Efeito da criopreservação em RNAs mensageiros de espermatozóides humanos cruciais para a fertilização e o desenvolvimento embrionário inicial. Cryobiology. Volume 67, Edição 1, Páginas 8490.

Comparação experimental

congelação lenta convencional versus vitrificação de esperma humano

; resultados

Uma parte da investigação foi realizada em espermatozóides preparados utilizando a técnica de swim-up, uma vez que permite a seleção da fração mais ativa, viável e morfologicamente normal dos espermatozóides ejaculados.[1] Enquanto a outra parte foi efectuada em espermatozóides lavados do plasma seminal para compreender melhor até que ponto os espermatozóides não móveis e as células não espermáticas (que normalmente não são incluídas na preparação do swim-up) podem alterar a viabilidade ou as percentagens de MMP nas amostras antes e depois da congelação e descongelação. A congelação do sémen inteiro não foi considerada neste estudo porque se sabe que a inclusão do plasma seminal é protetora durante a criopreservação, enquanto o objetivo das experiências era avaliar os efeitos das técnicas de criopreservação no sémen processado, para obter informações sobre o grau de afetação celular.

Cada amostra de espermatozóides preparada por swim-up ou duplamente centrifugada foi dividida em três partes iguais: 1) controlo fresco, 2) congelação lenta convencional e 3) vitrificação (Figura 1). Isto assegura uma aleatorização cuidadosa e garante que os resultados obtidos são óptimos para comparar os efeitos da congelação e descongelação, independentemente de outros efeitos da preparação, porque foi aplicado de forma igual a todas as amostras.

Motilidade dos espermatozóides

O processo de congelamento e descongelamento afectou marcadamente a motilidade dos espermatozóides, como se mostra na Figura 2. Enquanto os espermatozóides de controlo não congelados mostraram 56% de motilidade progressiva (50,39±10,24% no caso de dupla centrifugação e 61,76±8,35% no caso de swim-up), esta percentagem foi reduzida em cerca de 45% para atingir 31% no caso de criopreservação lenta (26±3.98% no caso de dupla centrifugação e 36,31±5,30% no caso de swim-up), e em cerca de 40% para atingir 34% no caso de vitrificação (28,41±5,05% no caso de dupla centrifugação e 39,69±5,61% no caso de swim-up) (Figura 2). Essas reduções foram altamente significativas ($p<0,00$). No entanto, as diferenças entre as duas técnicas de criopreservação não foram significativas ($p=0,09$ no caso da swim-up e $p=0,13$ no caso da CD).

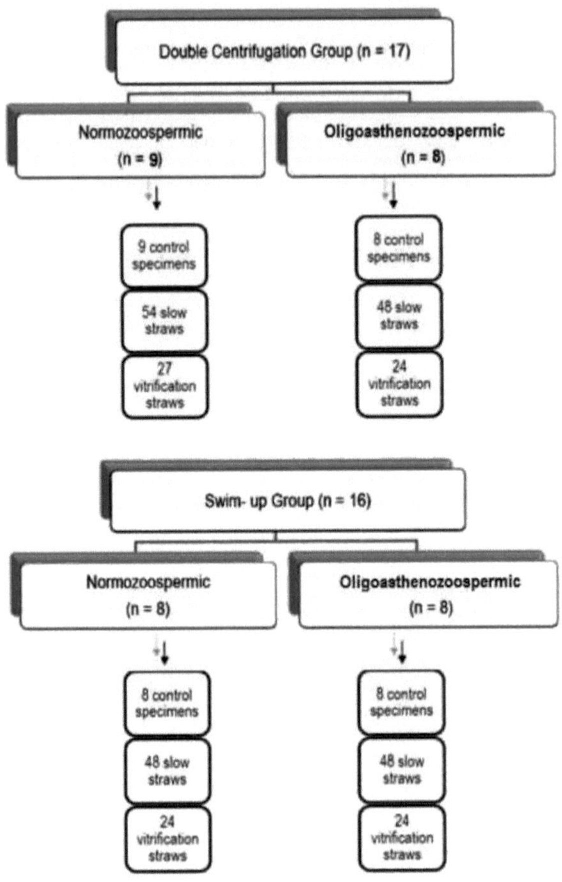

Figura 1; representação esquemática do projeto de estudo.

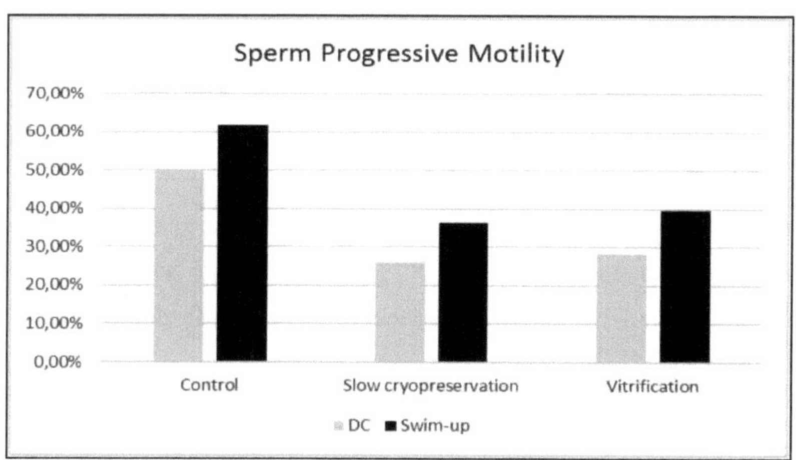

Figura 2. Comparação entre as médias da motilidade progressiva dos espermatozóides antes e depois da criopreservação. As taxas dos grupos de tratamento apresentaram diferenças significativas em relação ao controlo correspondente (p<0,05). Não foram encontradas diferenças significativas entre os grupos correspondentes

grupos de tratamento (p>0,05).

Viabilidade do esperma (integridade da membrana celular)

A influência das diferentes técnicas de criopreservação na viabilidade dos espermatozóides foi avaliada utilizando a análise FACS (Figura 3), que mostrou um insulto acentuado às membranas citoplasmáticas e uma diminuição significativa da viabilidade dos espermatozóides pelo processo de congelação e descongelação.

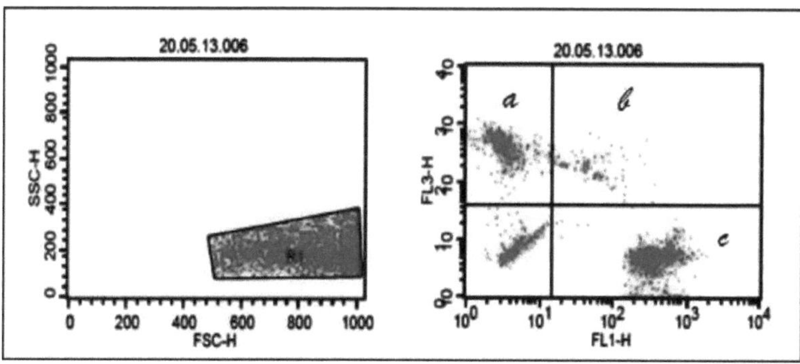

Figura 3. Deteção de espermatozóides viáveis e mortos com análise de triagem celular activada por fluorescência. R1 indica a seleção da população de espermatozóides. Os espermatozóides viáveis

corados a verde com SYBR-14 foram detectados no canal FL1 'c'. Espermatozóides mortos corados a vermelho com PI foram detectados no canal FL2 'a'. Eventos no meio são espermatozóides duplamente corados 'b', e espermatozóides não corados e detritos.

Grupo de centrifugação dupla

A criopreservação lenta resultou em uma redução de 51% na porcentagem média de espermatozóides vivos (de 37,30±10,16 para 18,29±5,28). Enquanto isso, a vitrificação resultou em uma redução de 45% na porcentagem média de espermatozóides vivos (de 37,30±10,16 para 20,47±5,87) (Figura 5). Além disso, ambas as técnicas de criopreservação resultaram em um aumento de cerca de 46% (de 30,62±9,39 para 55,35±14,87 e 55,00±13,50) na porcentagem média de espermatozóides mortos (Figura 5).

Grupo de natação

A criopreservação lenta resultou em uma redução de 51% na porcentagem média de espermatozóides vivos (de 65,36±16,45 para 32,31±7,91). Enquanto isso, a vitrificação resultou em uma redução de 45% na porcentagem média de espermatozóides vivos (de 65,36±16,45 para 35,88±10,63) (Figura 6). Além disso, ambas as técnicas de criopreservação resultaram em um aumento de 63% (de 14,28±7,52 para 38,44±9,76 e 38,44±9,82) na porcentagem média de espermatozóides mortos (Figura 6).

Em ambos os grupos, as taxas de alteração das percentagens de espermatozóides vivos e mortos apresentaram diferenças significativas em comparação com o controlo de espermatozóides não congelados ($p<0,00$). No entanto, todas as taxas mostraram diferenças insignificantes entre as duas técnicas de criopreservação (Plive = 0,29 no caso de swim-up e 0,26 no caso de DC) (Pdead = 1,00 no caso de swim-up e 0,94 no caso de DC).

Potencial da membrana mitocondrial do esperma

A influência de ambas as técnicas de criopreservação na MMP dos espermatozóides foi avaliada pela análise FACS (Figura 4), que mostrou alterações significativas após o descongelamento.

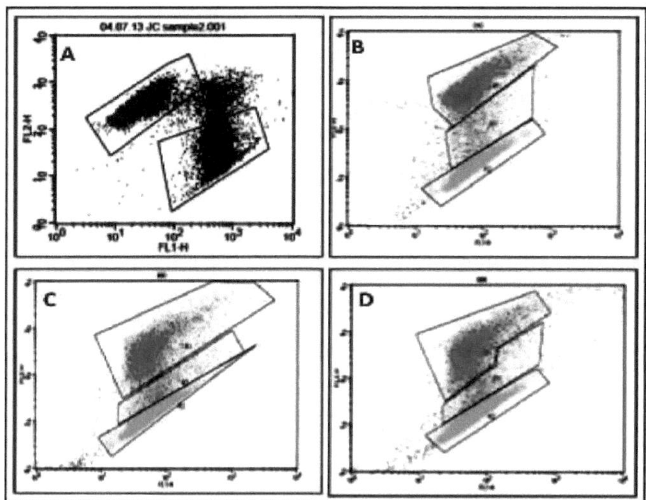

Figura 4. Deteção de espermatozóides com alto e baixo potencial de membrana mitocondrial com análise de triagem celular activada por fluorescência. Em células não danificadas com elevado potencial de membrana mitocondrial, JC1 forma espontaneamente complexos conhecidos como agregados J com fluorescência vermelha intensa. Enquanto que nas células não saudáveis com baixo potencial de membrana mitocondrial, JC1 permanece na forma monomérica, que exibe fluorescência verde (pico de emissão a 527 nm), que é medida no canal FL1 (530 nm). Os agregados de JC1 apresentam uma alteração do espetro vermelho (pico de emissão a 590 nm) e são medidos no canal FL2 (585 nm).

<u>Grupo de centrifugação dupla</u>

A criopreservação lenta resultou numa redução de 30% (de 53,53±9,48 para 37,94±6,68) na percentagem média de HMMP e num aumento de 30% (de 31,82±10,77 para 45,65±6,63) na percentagem média de LMMP (Figura 5). Entretanto, a vitrificação resultou numa redução de 21% (de 53,53±9,48 para 42,35±7,27) na percentagem média de HMMP e num aumento de 24% (de 31,82±10,77 para 41,41±7,06) na percentagem média de LMMP (Figura 5).

<u>Grupo de natação</u>

A criopreservação lenta resultou em 26% (de 71,63±8,66 para 53,25±9,77) de redução na porcentagem média de HMMP e 48% (de 16,88±5,86 para 32,44±6,54) de aumento na porcentagem média de LMMP (Figura 6). Entretanto, a vitrificação resultou numa redução de 19% (de 71,63±8,66 para 58,44±11,93) na percentagem média de HMMP e num aumento de 37% (de 16,88±5,86 para 26,81±9,49) na percentagem média de LMMP (Figura 6).

Em ambos os grupos, as alterações na MMP dos espermatozóides mostraram diferenças significativas em comparação com os espermatozóides não congelados de controlo (p-valores=0,00). No entanto, todas as taxas mostraram diferenças insignificantes entre as duas técnicas de criopreservação (PHMMP=0,18 no caso de swim-up e 0,07 no caso de DC) (PLMMP=0,06 no caso de swim-up e 0,08 no caso de DC).

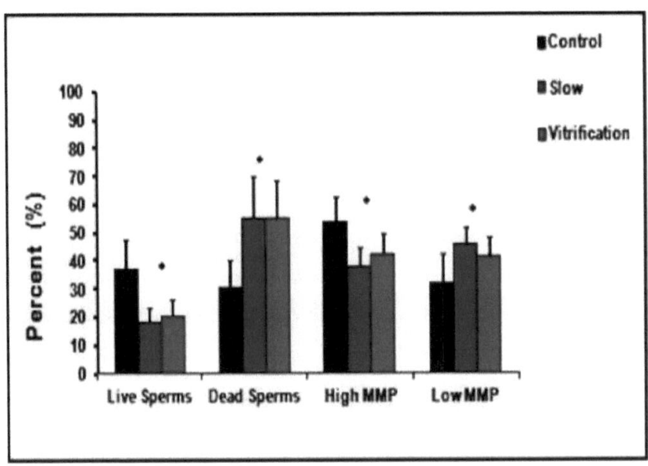

Figura 5. Influência de várias técnicas de criopreservação na viabilidade e no potencial de membrana mitocondrial de espermatozóides preparados com dupla centrifugação. Todas as taxas nos respectivos grupos são significativamente diferentes (p<0,05), exceto entre as colunas marcadas com asteriscos (p>0,05).

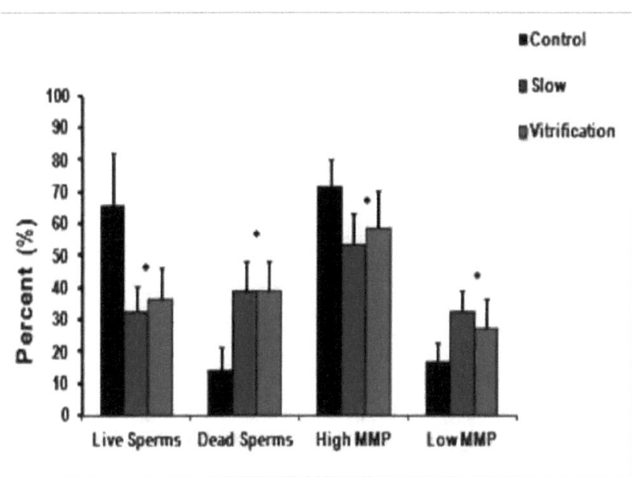

Figura 6. Influência de várias técnicas de criopreservação na viabilidade e no potencial de membrana mitocondrial de espermatozóides preparados com swim-up. Todas as taxas nos respectivos grupos são significativamente diferentes (p<0,05), exceto entre as colunas marcadas com asteriscos (p>0,05).

Correlação entre a motilidade dos espermatozóides, o potencial de membrana mitocondrial e a viabilidade

Verificou-se que a motilidade progressiva dos espermatozóides se correlaciona de forma significativamente positiva com a HMMP e significativamente negativa com a LMMP, tanto nas amostras de controlo como nas de pós-descongelamento (r = 0,8881/-0,8412, 0,7461/-0,7510 e 0,7603/-0,7839 para controlo, lento e vitrificação, respetivamente, p=0,0001). Além disso, a viabilidade dos espermatozóides mostrou uma correlação positiva significativa com a HMMP e uma correlação negativa significativa com a LMMP, tanto nas amostras de controlo como nas amostras pós-descongelamento (p=0,0001).

Comparação entre a influência do tratamento do ejaculado antes da criopreservação na viabilidade dos espermatozóides e no potencial da membrana mitocondrial após a criopreservação

Como mostrado na figura 7, as taxas de redução na viabilidade dos espermatozóides por ambas as técnicas de criopreservação foram semelhantes para ambas as técnicas de preparação (dupla centrifugação e swim-up). No entanto, a taxa de aumento de espermatozóides mortos foi obviamente maior no caso de swim-up do que no caso de dupla centrifugação. Entretanto, a taxa de redução de HMMP foi ligeiramente mais elevada no caso de dupla centrifugação do que no caso de swim-up. Para além disso, a taxa de aumento de LMMP foi obviamente mais elevada no caso de swim-up do que no caso de dupla centrifugação (Figura 7).

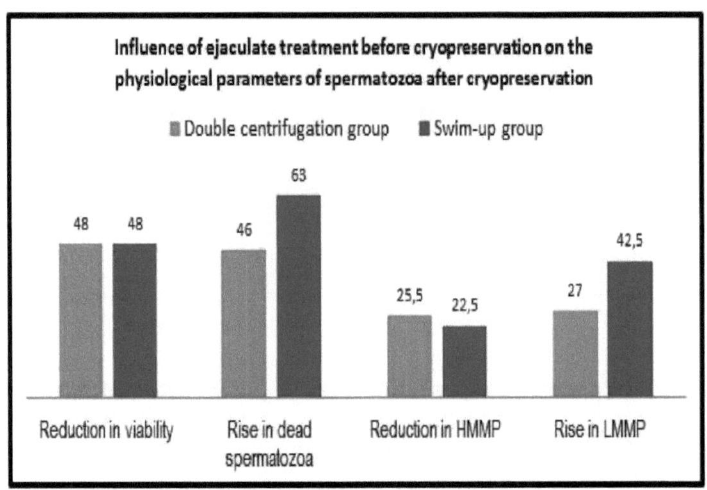

Figura 7. Influência do tratamento do ejaculado antes da criopreservação sobre os parâmetros fisiológicos dos espermatozóides após a criopreservação.

Referências

1. Esteves SC, Sharma RK, Thomas AJ Jr, Agarwal A. Melhoria das caraterísticas de movimento e do estado do acrossoma em espermatozóides humanos criopreservados através do processamento swim-up antes da congelação. Hum Reprod 2000; 15: 2173-2179.

Comparação experimental

congelação lenta convencional versus vitrificação de esperma humano

; comentário sobre os resultados

No presente estudo, a motilidade progressiva dos espermatozóides é significativamente reduzida após a criopreservação. Em amostras de controlo frescas, a percentagem de motilidade progressiva mostra uma correlação positiva significativa com o potencial de membrana mitocondrial elevado (HMMP) e uma correlação negativa significativa com o potencial de membrana mitocondrial baixo (LMMP). Estas correlações significativas são mantidas após a congelação e descongelação por ambas as técnicas, denotando que o PMM (que reflecte o estado funcional das mitocôndrias do esperma e a geração de ATP) afecta diretamente a motilidade dos espermatozóides antes e depois da congelação e descongelação.

Embora a percentagem de motilidade progressiva dos espermatozóides vitrificados seja ligeiramente superior à da congelação lenta convencional, não há diferença significativa entre as duas técnicas neste aspeto. Assim, a redução observada na motilidade dos espermatozóides pode ser explicada pela afetação dos elementos do citoesqueleto durante o processo de congelação e descongelação, para além da redução da produção de ATP. Estes resultados vão ao encontro dos resultados mostrados anteriormente por Isachenko *et al*[1-6] e Kim *et al*,[7] sugerindo efeitos extra-perigosos dos crioprotectores permeantes usados na criopreservação lenta convencional, onde alguma melhoria da motilidade pode ser alcançada com a suplementação de ATP, mas sem a correspondente melhoria da MMP.[7]

A análise do sémen realizada por rotina depende principalmente de técnicas de avaliação microscópicas e manuais, que são altamente afectadas por variações subjectivas. No entanto, as técnicas objectivas, como as análises FACS, são atualmente introduzidas e recomendadas, o que implica a utilização de muitas sondas fluorescentes.[8] A fluorescência destes compostos pode ser estimada por microscopia de fluorescência ou citometria de fluxo. A citometria de fluxo permite uma análise objetiva e precisa, em que um grande número de espermatozóides (10000) pode ser analisado em pequenos volumes de amostras, num curto espaço de tempo. Isto é consideravelmente mais do que o total de 200 células geralmente observadas por análise microscópica.[9]

A integridade das membranas dos espermatozóides é uma condição necessária para manter a viabilidade dos espermatozóides e para a penetração nos oócitos.[10] Quando o sémen é congelado, as células são expostas a um choque frio, formação de cristais de gelo e desidratação celular, que causam danos irreversíveis.[11] Os resultados do presente estudo mostram uma redução significativa na viabilidade e integridade da membrana celular dos espermatozóides após a congelação e descongelação. Isto foi observado de forma semelhante em estudos anteriores com congelação convencional lenta,[7, 10] bem como com vitrificação sem crioprotectores permeáveis.[1-6, 12,13]

Embora as percentagens de espermatozóides vivos após a vitrificação sejam ligeiramente mais elevadas do que aquelas após a congelação lenta convencional, as percentagens de espermatozóides mortos após ambas as técnicas de criopreservação são semelhantes, e não há diferenças significativas entre as duas técnicas. Assim, a presença dos crioprotetores permeáveis não melhorou a viabilidade dos espermatozóides após a criopreservação.

Em todas as células vivas, o metabolismo do oxigénio resulta na produção de espécies reactivas de oxigénio (ROS) que são muito prejudiciais para o ADN, os lípidos das membranas e outros organelos celulares. No entanto, em condições fisiológicas, as ERO são mantidas em equilíbrio com os antioxidantes. Quando este equilíbrio é perturbado, surge um estado de stress oxidativo, que pode levar a um resultado grave ou letal.[14] Nos espermatozóides, os ERO de curta duração estão envolvidos no controlo de algumas funções fisiológicas, incluindo a capacitação, a reação de acrossoma e a fertilização.[15]

Verificou-se que a produção de ROS se correlaciona negativamente com a MMP em amostras normozoospérmicas, astenozoospérmicas e oligoastenozoospérmicas, e pensa-se que a redução da MMP pelo processo de criopreservação resulta do aumento da produção de ROS.[16] No presente estudo, a percentagem de HMMP é significativamente reduzida, enquanto a percentagem de LMMP é significativamente aumentada, por ambas as técnicas de criopreservação. Descobertas semelhantes, mostrando uma redução significativa da MMP e da viabilidade do esperma/integridade da membrana após a congelação e descongelação, foram relatadas anteriormente, com um aumento observado da motilidade do esperma recuperado à medida que a taxa de arrefecimento foi aumentada.[17] No entanto, a comparação direta entre as duas técnicas de criopreservação não mostrou diferenças significativas, embora os resultados sejam ligeiramente melhores para a vitrificação.

A técnica de preparação dos espermatozóides também pode influenciar os parâmetros fisiológicos antes e depois da criopreservação.[18,19] No presente estudo, foram aplicados dois tipos de técnicas de preparação de espermatozóides: dupla centrifugação e swim-up convencional. O padrão de diferenças entre os dois grupos após a criopreservação não mostra diferenças nas células sobreviventes, no entanto, a percentagem de células mortas é maior no swim-up.

Tendo em conta que a técnica de dupla centrifugação elimina o plasma seminal enquanto algumas células não espermáticas podem não ser eliminadas, o aumento do número de células mortas por criopreservação no caso de swim-up pode denotar uma maior sensibilidade dos espermatozóides e uma menor sensibilidade das restantes células não espermáticas ao processo de criopreservação. Isso também pode explicar o padrão observado de mudança na MMP. Enquanto as taxas de redução de HMMP por criopreservação são próximas para ambas as técnicas de preparação (embora um pouco menos no caso de swim-up), a taxa de aumento de LMMP é obviamente maior no caso de swim-up.

No presente estudo, o comentário sobre os efeitos das técnicas de preparação de espermatozóides no resultado da criopreservação é apenas descritivo (Figura 7). Isto deve-se ao facto de as várias técnicas de preparação serem aplicadas em amostras diferentes (17 ejaculados são preparados com a técnica de dupla centrifugação versus 16 ejaculados preparados com a técnica de swim-up). No entanto, os resultados do presente estudo vão ao encontro do conceito de que a inclusão de plasma seminal e células não espermáticas do ejaculado tem o potencial de diminuir a sensibilidade dos espermatozóides ao procedimento de criopreservação. No entanto, para investigações precisas a este respeito, deve ser realizado um estudo maior com mais amostras, onde a mesma sonda seria dividida em duas partes iguais e cada parte seria sujeita à técnica de preparação de interesse seguida da aplicação da criopreservação.

Recentemente, a análise FACS substituiu outros métodos subjectivos na análise de rotina do sémen.[20] A experiência obtida através do presente estudo mostrou uma melhor exatidão da análise FACS, especialmente quando aplicada a espermatozóides preparados por swim-up, porque as partículas que contêm ADN e mitocôndrias neste caso são principalmente espermatozóides.

O valor da análise objetiva sobre a análise subjectiva pode ser claramente observado através dos resultados do presente estudo, uma vez que as percentagens de motilidade progressiva detectadas pela contagem subjectiva são superiores às percentagens de espermatozóides vivos detectadas pela análise objetiva FACS. Embora isto pareça não fazer sentido, existem algumas explicações para além destes resultados;

- Em primeiro lugar, a classificação e contagem de espermatozóides móveis ao microscópio necessita de muita experiência para ser precisa e nunca será tão precisa como as ferramentas automáticas objectivas.

- Em segundo lugar, a percentagem de espermatozóides vivos foi obtida por coloração, a partir de 10000 eventos por ponto, enquanto a percentagem de espermatozóides progressivamente móveis foi obtida por contagem a partir de um máximo de 200 células por campo.

- Em terceiro lugar, a contagem ao microscópio envolveu apenas espermatozóides porque estes são identificados visualmente, no entanto, os eventos contados por FACS no presente estudo podem envolver espermatozóides duplamente corados, espermatozóides não corados, e/ou detritos celulares que não são eliminados durante o processamento da amostra.

Para além disso, outras causas como a sensibilidade da coloração e o tempo de atraso relativo podem ser acusadas. No entanto, todos os espécimes, antes e depois da criopreservação, foram sujeitos a um manuseamento semelhante e avaliados em condições semelhantes, o que torna a comparação entre espermatozóides de controlo e pós-descongelamento cientificamente fiável. Por outras palavras, os resultados da avaliação subjectiva da motilidade e os resultados da análise objetiva FACS do presente estudo devem ser considerados independentemente, embora as correlações entre ambas as avaliações sejam valiosas.

Conclusão

O presente estudo confirma a afetação significativa da motilidade progressiva, da viabilidade e do potencial de membrana mitocondrial dos espermatozóides humanos pela criopreservação, no entanto, sem diferenças significativas entre as técnicas de criopreservação lenta convencional e de vitrificação.

Espera-se que a aplicação da vitrificação na prática da tecnologia de reprodução assistida e da criopreservação de espermatozóides humanos melhore os resultados clínicos, tal como a utilização de crioprotectores não permeáveis e a vitrificação:

- Desempenham o papel de suporte dos crioprotectores de permeação, onde ligam a água extracelular e, ao mesmo tempo, excluem os efeitos nocivos dos crioprotectores de permeação.[21]
- Proporcionam a estabilização das membranas celulares.[22]
- Evitar os stresses adicionais causados pela adição e remoção dos crioprotectores permeáveis, incluindo os efeitos negativos no material genético das células.
- São acompanhados de menos custos.[23]
- Consomem menos tempo.[23]

Referências

1 . Isachenko V, Maettner R, Petrunkina AM, Sterzik K, Mallmann P, Rahimi G, et al. Vitrificação de espermatozóides humanos ICSI/IVF sem crioprotectores: nova tecnologia capilar. J Androl 2012; 33:462-468.

2 . Yoon SJ, Kwon WS, Rahman MS, Lee JS, Pang MG. Uma nova abordagem para identificar marcadores físicos de danos criogênicos em espermatozóides de touro. PLoS One 2015; 10: e0126232.

3 . Pukazhenthi BS, Nagashima J, Travis AJ, Costa GM, Escobar EN, França LR, et al. O congelamento lento, mas não a vitrificação, suporta a espermatogénese completa em xenoenxertos testiculares de ovinos neonatais criopreservados. PLoS One 2015; 10: e0123957.

4 . Jiménez-Rabadân P, Garcia-Alvarez *O,* Vidal A, Maroto-Morales A, Iniesta-Cuerda M, Ramón M, et al. Efeitos da vitrificação em espermatozóides de carneiro utilizando extensores de gema de ovo livre. Cryobiology 2015; 71: 85-90.

5 . Isachenko E, Isachenko V, Katkov II, Rahimi G, Schondorf T, Mallmann P, et al. Integridade do ADN e motilidade dos espermatozóides humanos após congelação lenta padrão versus vitrificação sem crioprotectores. Hum Reprod 2004; 19; 932939.

6 . Isachenko V, Isachenko E, Katkov II, Montag M, Dessole S, Nawroth F, et al. Criopreservação sem crioprotectores de espermatozóides humanos por vitrificação e congelação em vapor: efeito na motilidade, integridade do ADN e capacidade de fertilização. Biol Reprod 2004:71:1167-1173.

7 . Kim S, Agca C, Agca Y. Alterações na função dos espermatozóides de rato após os processos de arrefecimento, criopreservação e centrifugação. Cryobiology 2010; 65: 215223.

8 . Waberski D, Henning H, Petrunkina AM. Avaliação dos efeitos do armazenamento no sémen de varrasco conservado em líquido. Reprod Domest Anim 2011; 46: 45-48.

9 . Pena AI, Johannisson A, Linde-Forsberg C. Validação da citometria de fluxo

para avaliação da viabilidade e integridade acrossómica de espermatozóides de cão e para avaliação de diferentes métodos de criopreservação. J Reprod Fertil 2001; 57: 371- 376.

10 Holt WV. Aspectos básicos do sémen armazenado congelado. Anim Reprod Sci 2000; 62:322.

11 . Amann RP. Criopreservação de esperma. In: Knobil E, Neill JD (eds). Encyclopedia of reproduction. Academic Press, Burlington, MA. 1999; 773783.

12 .Moraes EA, Matos WC, Graham JK, Ferrari WD Jr. A ciclodextrina carregada com colestanol melhora a qualidade dos espermatozóides de garanhões após a criopreservação. Anim Reprod Sci 2015; 21: 378-432.

13 . Agha-Rahimi A, Khalili MA, Nabi A, Ashourzadeh S. A vitrificação não é superior à congelação rápida de espermatozóides normozoospérmicos: efeitos nos parâmetros espermáticos, fragmentação do ADN e ligação ao hialuronano. Reprod Biomed Online 2014; 28: 352-358.

14 Amaral S, Redmann K, Sanchez V, Mallidis C, Ramalho-Santos J, Schlatt S. A irradiação UVB como uma ferramenta para avaliar os danos induzidos por ROS nos espermatozóides humanos. Andrologia 2013; 1: 707-714.

15 .de Lamirande E, O'Flaherty C. Sperm activation: role of reactive oxygen species and kinases. Biochim Biophys Ata 2008; 1784: 106-115.

16 Wang MJ, Ou JX, Chen GW, Wu JP, Shi HJ, O WS, et al. A expressão da proibitina regula o potencial da membrana mitocondrial dos espermatozóides, a motilidade dos espermatozóides e a fertilidade masculina? Antioxid Redox Signal 2012; 17: 513-519.

17 Varisli O, Scott H, Agca C, Agca Y. Os efeitos das taxas de arrefecimento e do tipo de extensores de congelação na criosupervivência do esperma de rato. Cryobiology 2013; 67:109116.

18 Yamashiro H, Eimei Sato. Criopreservação de esperma de rato. Fronteiras actuais em criobiologia. Páginas 165- 178. Prof. Igor Katkov Ed. Editora: InTech, 2012.

19 Ghaleno LR, Valojerdi MR, Janzamin E, Chehrazi M, Sharbatoghli M, Yazdi RS. Avaliação dos parâmetros convencionais do sémen, espécies reactivas intracelulares de oxigénio, fragmentação do ADN e disfunção do potencial da membrana mitocondrial após técnicas de preparação do sémen: um estudo citométrico de fluxo. Arch Gynecol Obstet 2014; 289: 173-180.

20 Figueroa E, Merino O, Risopatrón J, Isachenko V, Sànchez R, Effer B, et al. Efeito do plasma seminal na vitrificação do esperma do salmão do Atlântico (Salmo salar). Theriogenology 2015; 83: 238-245.

21 Kuleshova LL, MacFarlane DR, Trounson AO, Shaw JM. Os açúcares exercem uma grande influência nas propriedades de vitrificação das soluções à base de etilenoglicol e têm uma baixa toxicidade para embriões e oócitos. Cryobiology 1999; 38:119-130.

22 Koshimoto C, Mazur P. Efeitos da taxa de arrefecimento e aquecimento de e para -70°C, e efeito do arrefecimento adicional de -70 a -196°C na motilidade dos espermatozóides de rato. Biol Reprod 2002; 66: 1477-1484.

23 Valcarce DG, Cartón-Garcia F, Herrâez MP, Robles V. Efeito da criopreservação nos RNAs mensageiros de espermatozóides humanos cruciais para a fertilização e o desenvolvimento embrionário inicial. Cryobiology 2013; 67:84- 90.

Visão para o futuro

Como já foi referido, a criopreservação de esperma é a principal estratégia de reserva da fertilidade masculina após quimioterapia citotóxica. É também importante para o estabelecimento de bancos de dadores e na prática da TARV, quando a mulher deseja o esperma num momento ou local diferente após a doação, ou para evitar a extração cirúrgica repetida em casos de azoospermia obstrutiva.[1]

A técnica de criopreservação convencionalmente aplicada baseia-se na utilização de crioprotectores permeáveis e numa taxa de congelação lenta. No entanto, muitos estudos documentaram os potenciais efeitos tóxicos deste método, incluindo um impacto negativo no material genético do esperma. Assim, a técnica de vitrificação, que se baseia em evitar os crioprotectores permeáveis e na aplicação de um arrefecimento ultrarrápido, foi desenvolvida, com muitos estudos a mostrarem resultados comparáveis aos da criopreservação lenta convencional.[1-3]

No entanto, a identificação de muitas proteínas do esperma e a comparação entre as proteínas do esperma antes e depois de vários tratamentos tornou-se um importante objetivo de investigação, porque várias proteínas do esperma estão envolvidas na regulação dos parâmetros fisiológicos do esperma e na capacidade de fertilização antes e depois da criopreservação.[4,5]

Os resultados obtidos anteriormente pelo grupo de investigação de Zilli, que utilizou a eletroforese bidimensional em gel de poliacrilamida (2-DE) e a espetrometria de massa de dessorção/ionização a laser associada à matriz (MALDI-TOF) para verificar se a expressão proteica dos espermatozóides de robalo era afetada pela criopreservação, afirmaram que os perfis proteicos diferiam entre espermatozóides frescos e congelados/descongelados, tal como revelado pela inspeção visual e pelo software de análise de imagens. Identificaram 163 pontos no esperma fresco; entre eles, 13 estavam significativamente diminuídos e 8 estavam ausentes nos espermatozóides pós-descongelamento.[6]

A geração de espécies reactivas de oxigénio (ROS), associada à criopreservação, pode ser responsável pelos danos nos espermatozóides e pelo valor limitado do sémen armazenado na inseminação artificial.[7] Verificou-se que o aumento da produção de ROS afecta as proteínas dos espermatozóides humanos em termos de expressão e degradação.[8] Um estudo recente revelou vinte e sete proteínas, que diferiam significativamente entre os espermatozóides humanos de controlo e pós-descongelamento. Pensa-se que estas proteínas estão envolvidas em vários processos fisiológicos do esperma, portanto, a disfunção dos espermatozóides após a criopreservação pode resultar da degradação e/ou modificação das proteínas.[9]

Além disso, foi relatado anteriormente que a banda de actina em western blotting difere entre espermatozóides frescos e pós-descongelamento,[10] o que pode refletir o afeto das proteínas individuais pelo processo de congelamento e descongelamento. Consequentemente, as funções de tais proteínas seriam afectadas após o descongelamento, o que acabaria por afetar a funcionalidade e a capacidade de fertilização do esperma.

Com base nas experiências acima mencionadas com esperma humano e não-humano, o afeto das proteínas do esperma seria um alvo importante para comparar diferentes técnicas de criopreservação. A investigação das proteínas-chave importantes que estão envolvidas no controlo de vários parâmetros fisiológicos dos espermatozóides, e o grau da sua afetação por várias técnicas de criopreservação, forneceria dados baseados em evidências relativamente à capacidade funcional dos espermatozóides após o descongelamento, bem como qual a técnica de criopreservação que estaria associada a menos danos. Exemplos de tais proteínas-chave são a quinase de adesão focal e a proibitina.

A inibitina (PHB) é uma proteína de 30 kDa, constituída por duas subunidades altamente homólogas, PHB1 e PHB2, que se agrupam numa estrutura em forma de anel na membrana interna mitocondrial. A ausência de PHB nas células somáticas está associada à despolarização da membrana mitocondrial e ao aumento da produção de ROS. Foram encontradas correlações positivas significativas entre a expressão de PHB, o potencial da membrana mitocondrial e a motilidade dos espermatozóides em amostras de normozoospermia, astenozoospermia e oligoastenozoospermia.[11] Em conjunto, estas observações sugerem que a expressão de PHB é um indicador da qualidade do esperma, sendo importante para a motilidade do esperma e para a função mitocondrial do esperma.

Entretanto, a quinase de adesão focal (FAK) é importante para a fosforilação da proteína tirosina nos espermatozóides, que ocorre através da via canónica da proteína quinase A e de uma via estimulada pelo cálcio. Esta atividade de fosforilação da proteína tirosina é um passo muito importante no processo de capacitação do esperma, que é necessário para tornar o esperma competente para fertilizar um oócito.[12]

Numa experiência prática do autor, a criopreservação de espermatozóides humanos preparados por swim-up com congelação lenta convencional e vitrificação sem crioprotectores permeáveis mostrou diferentes graus de afetação das proteínas dos espermatozóides (Figura 1).

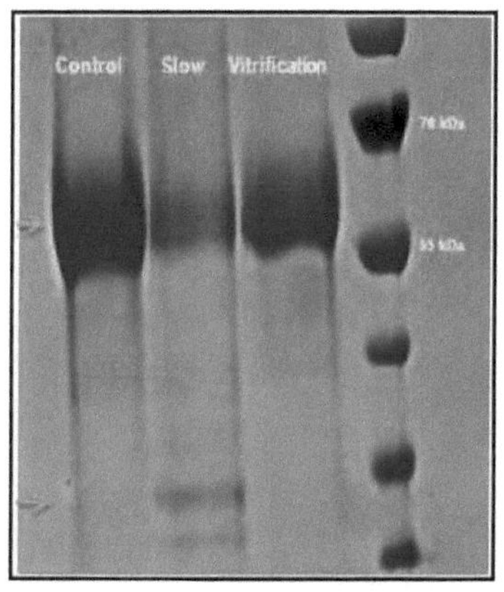

Figura 1. A extração e separação de proteínas em SDSPage mostrou um padrão de bandas diferente entre os espermatozóides de controlo não congelados, lentos e de vitrificação pós-descongelamento. A banda mais óbvia em todos os espécimes foi uma banda de proteína entre 55-70 kDa. Esta banda é mais densa no controlo do que na vitrificação, e mais densa na vitrificação do que nos extractos proteicos de espermatozóides pós-descongelamento lento. As diferenças eram visíveis por inspeção, bem como estatisticamente significativas após análise com software de análise de laboratório de imagem ($P < 0,05$).

Embora não tenham sido avaliadas proteínas individuais, a aplicação de uma técnica de biologia molecular tão simples, SDSPage, foi capaz de mostrar diferenças significativas entre espermatozóides frescos e pós-descongelamento, bem como entre ambas as técnicas de criopreservação, no que diz respeito às proteínas espermáticas separadas electroforeticamente (Figuras 1 e 2).

É claro que a aplicação adicional de espetrometria de massa e análise proteómica e/ou western blotting forneceria dados mais precisos sobre as proteínas afectadas individualmente e os papéis que desempenham para controlar os parâmetros fisiológicos e a capacidade de fertilização do esperma. No entanto, este nível de investigação básica e simples ainda foi capaz de fornecer uma evidência fiável de que a vitrificação é superior à criopreservação lenta convencional, no que diz respeito ao grau de afetação das proteínas do esperma, onde a congelação lenta convencional foi associada a uma degradação/modificação mais significativa das proteínas do esperma (Figuras 1 e 2).

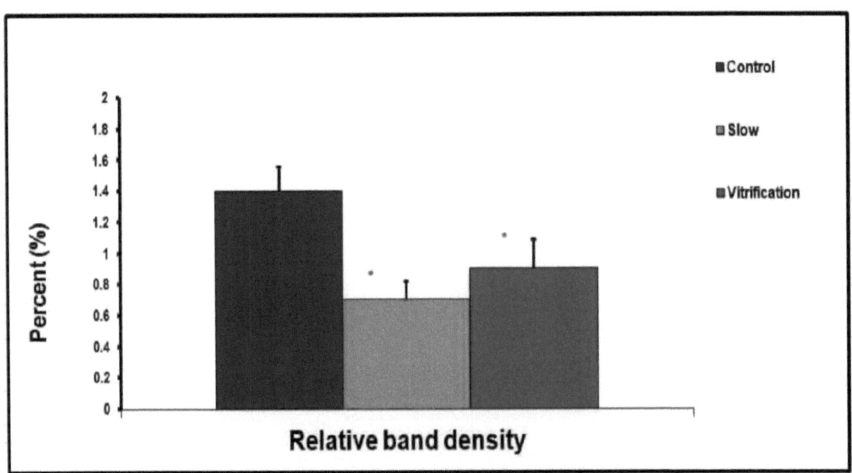

Figura 2. Densidades relativas das bandas antes e depois da criopreservação. Para esta banda proteica, a densidade relativa diminuiu de ± 1,4 no controlo para ± 0,7 na congelação lenta (redução de 50%, com diferença significativa P = 0,003), e para ± 0,9 na vitrificação (redução de 36%, com diferença significativa P = 0,009). Também foi encontrada uma diferença significativa entre as duas técnicas de criopreservação (P = 0,042). Os asteriscos indicam diferenças significativas entre as colunas marcadas entre si, bem como com o controlo.

Em conclusão, juntamente com as técnicas de biologia celular utilizadas para a avaliação dos espermatozóides pós-descongelamento, a aplicação de várias técnicas de biologia molecular forneceria mais informações que podem refletir-se na prática clínica nos domínios da criopreservação celular e da tecnologia de reprodução assistida.

Materiais e métodos dos dados experimentais do autor

Após aprovação ética e obtenção dos consentimentos, foram colhidas três amostras de sémen, de acordo com os critérios da OMS, de indivíduos do sexo masculino entre os 25 e os 40 anos de idade. As amostras foram recolhidas por masturbação após pelo menos 48 horas de abstinência sexual. A análise do sémen foi efectuada de acordo com as diretrizes publicadas pela Organização Mundial de Saúde.[1] As amostras foram classificadas de acordo com os seguintes limites inferiores de referência: 15 milhões de espermatozóides / ml, 32% de motilidade progressiva e um mínimo de 4% de espermatozóides morfologicamente normais.

Cada amostra de sémen foi diluída 1:2 com meio de lavagem de esperma de Quinn (Sage Media, Trumbull, CT, EUA) previamente aquecido (37 C°) e transferida para um tubo de centrifugação cónico (Becton Dickinson, NJ, EUA) e centrifugada a 300 g durante 10 minutos. O sobrenadante foi cuidadosamente removido e descartado. O pellet de esperma foi ressuspendido em 1 ml do mesmo meio por pipetagem suave, seguida de centrifugação novamente durante 10 minutos a 300 g. Após remoção e rejeição do sobrenadante, 1 ml de HTM +1% SSS pré-aquecido (37 C°) foi colocado suavemente sobre o pellet, sem o perturbar, seguido de incubação durante 60 minutos, a 37 C° e atmosfera de 6% de CO2, em posição oblíqua (45°). Após a incubação, o tubo foi manuseado suavemente e colocado novamente na posição vertical e os 500µl de meio superior foram retirados para um tubo Eppendorf estéril, onde estão presentes os espermatozóides altamente móveis.[1]

Cada preparação de swim-up foi depois dividida em três partes iguais: uma para controlo fresco, uma para congelação lenta convencional subsequente e uma para vitrificação subsequente. A congelação lenta e a vitrificação foram efectuadas de acordo com as diretrizes.[1]

Extração de proteínas e eletroforese em gel de poliacrilamida SDS

Espermatozóides frescos, lentamente criopreservados e vitrificados da mesma amostra e concentração foram centrifugados a 300g durante 10 minutos. As partes sobrenadantes foram removidas e eliminadas, enquanto os pellets celulares foram ressuspendidos em 100µl de tampão de lise RIPA suplementado com 10% de cocktail de inibidores de proteases sem componentes animais (Sigma, Munique, Alemanha), com agitação vigorosa, vórtex e sonicação, quando necessário, para desorganizar o pellet.

A concentração de proteínas e a quantidade de proteínas em cada amostra foram determinadas pelo método de Bradford. A curva padrão foi obtida utilizando água em branco e concentrações de proteína em série de 50- 1600µg/ml de albumina de soro bovino (BSA). Depois de duplicados de diluições em série de cada amostra (6µl) terem sido equilibrados com reagente de cor (100 µl) (Bio-Rad laboratories GmbH, München, Alemanha) durante 10 minutos à temperatura ambiente, as medições de absorvância foram feitas utilizando um espetrofotómetro de feixe duplo UV-visível. A curva padrão foi traçada e a concentração de proteínas em cada amostra foi determinada em relação à curva padrão.

Quantidades iguais de proteína foram submetidas a eletroforese em gel de poliacrilamida SDS juntamente com 10µl de marcador de proteína de régua de página pré-corada (10 - 170 kDa) (Thermo Fisher Scientific, Bona, Alemanha). As bandas de proteínas separadas foram coradas no gel com azul de Coomassie (Thermo Fisher Scientific, Bona, Alemanha). Os géis corados foram então digitalizados e as densidades das bandas foram determinadas pelo software Image- Lab analyzer (Life Science Research, BioRad, München, Alemanha).

As densidades relativas das bandas foram calculadas dividindo a densidade real das bandas (obtida pelo analisador de imagens do laboratório) pela média das três bandas de cada amostra (bandas de controlo e pós-descongelamento). Os resultados foram detectados de forma visível, bem como através de cálculos estatísticos. Para a análise estatística, foi utilizada a folha de dados Excel (Microsoft office 2007) para o cálculo da média e do desvio padrão (DP). A comparação entre os três tratamentos foi efectuada com recurso ao programa Prism6Demo para a determinação de diferenças significativas, utilizando o teste T não emparelhado, sendo considerados significativos os valores de P inferiores a 0,05.

Referências

1. Organização Mundial de Saúde. (2010). Manual de laboratório da OMS para o exame e processamento de sémen humano. 5ª Ed. Imprensa da OMS.

2. Isachenko E., P. Mallmann, G. Rahimi, J. Risopatròn, M. Schulz, V. Isachenko e R. Sànchez. (2012). Técnica de Vitrificação - Novas Possibilidades para o Armazenamento a Baixa Temperatura de Gametas Masculinos, Fronteiras Actuais em Criobiologia, Prof. Igor Katkov Ed. Páginas 41- 76.

3. Isachenko V., R. Maettner, A. M. Petrunkina, K. Sterzik, P. Mallmann, G. Rahimi, R. Sànchez, J. Risopatrón, I. Damjanoski, E. Isachenko. (2012). Vitrificação de espermatozóides humanos ICSI/IVF sem crioprotectores: Nova tecnologia capilar. Jornal de Andrologia, 33(3):462-468.

4. Rakesh Sharma, Ashok Agarwal, Gayatri Mohanty, Alaa J Hamada, Banu Gopalan, Belinda Willard, Satya Yadav e Stefan du Plessis. (2013). Análise proteómica de proteínas de espermatozóides humanos com stress oxidativo. Biologia Reprodutiva e Endocrinologia. 11: 48.

5. Waberski D., H Henning e AM Petrunkina. (2011). Avaliação dos efeitos do armazenamento no sémen de varrasco conservado em líquido. Reprod Dom Anim, vol. 46 (Suppl 2), 45-48.

6. Loredana Zilli, Roberta Schiavone, Vincenzo Zonno, Rocco Rossano, Carlo Storelli e Sebastiano Vilella. (2005). Efeito da criopreservação nas proteínas do esperma do robalo. Biology of Reproduction 72, 1262-1267.

7. Maya-Soriano MJ, Taberner E, Sabés-Alsina M, Piles M, Lopez-Bejar M. (2013). Ausência de efeitos benéficos na criopreservação de espermatozóides de coelho por

vários agentes antioxidantes. Zygote.22:1-10.

8. Rakesh Sharma, Ashok Agarwal, Gayatri Mohanty, Alaa J Hamada, Banu Gopalan, Belinda Willard, Satya Yadav e Stefan du Plessis. (2013). Análise proteómica de proteínas de espermatozóides humanos com stress oxidativo. Biologia Reprodutiva e Endocrinologia. 11: 48.

9. Wang S, Wang W, Xu Y, Tang M, Fang J, Sun H, Sun Y, Gu M, Liu Z, Zhang Z, Lin F, Wu T, Wang Z, Zhang W, Yin C. (2014). Caraterísticas proteómicas da criopreservação de esperma humano. Proteómica. Volume 14, Edição 2-3, páginas 298310.

10. Felipe-Pérez YE, Valencia J, Juarez-Mosqueda Mde L, Pescador N, Roa- Espitia AL, Hernândez-Gonzâlez EO. As proteínas citoesqueléticas F-actina e β-distrobrevina são alteradas pelo processo de criopreservação em esperma de touro. Cryobiology. 2012 Apr;64(2):103-9. doi: 10.1016/j.cryobiol.2011.12.004.

11. Wang MJ, Ou JX, Chen GW, Wu JP, Shi HJ, O WS, et al. Does prohibitin expression regulate sperm mitochondrial membrane potential, sperm motility, and male fertility? Antioxid Redox Signal. 2012; 17 (3): 513-9.

12. Lauro GF, Beatriz MG, Shavahn CL, Dickson DV e Katrin H. Focal Adhesion Kinases and Calcium/Calmodulin-Dependent Protein Kinases Regulate Protein Tyrosine Phosphorylation in Stallion Sperm. Biol Reprod. 2013 Jun 6; 88 (6): 138.

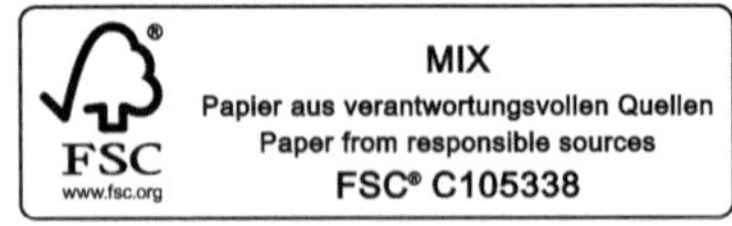

Printed by Books on Demand GmbH, Norderstedt / Germany